U0346889

本著作受国家重点研发计划（NO.2018YFC1704104）资助

峨眉伤科疗法流派

——罗氏手法精粹

EMEI SHANGKE LIAOFA LIUPAI
LUOSHI SHOUFA JINGCUI

主 编◎罗才贵

副主编◎罗 建 周志彬

徐 侥 钱俊辉 刘华辉

四川科学技术出版社

图书在版编目（CIP）数据

峨眉伤科疗法流派：罗氏手法精粹／罗才贵主编.
—成都：四川科学技术出版社，2020.8
ISBN 978 - 7 - 5364 - 9886 - 0

Ⅰ．①峨… Ⅱ．①罗… Ⅲ．①骨损伤－中医治疗法
Ⅳ．①R274

中国版本图书馆 CIP 数据核字（2020）第 131981 号

峨眉伤科疗法流派
——罗氏手法精粹

主　　编　罗才贵
副 主 编　罗　建　周志彬　刘华辉
　　　　　徐　侥　钱俊辉

出 品 人　程佳月
责任编辑　张　蓉
封面设计　墨创文化
责任出版　欧晓春
出版发行　四川科学技术出版社
　　　　　成都市槐树街 2 号　邮政编码 610031
　　　　　官方微博：http://e. weibo. com/sckjcbs
　　　　　官方微信公众号：sckjcbs
　　　　　传真：028 - 87734039
成品尺寸　165mm×235mm
印　　张　13.5　字数 260 千
印　　刷　四川华龙印务有限公司
版　　次　2021 年 5 月第一版
印　　次　2021 年 5 月第一次印刷
定　　价　60.00 元
ISBN 978 - 7 - 5364 - 9886 - 0

编委会名单

主　编　罗才贵

副主编　罗　建　周志彬　刘华辉

　　　　徐　侥　钱俊辉

编　委

　　　　卢群文　苏程果　李庆兵　刘中兴

　　　　彭　坤　汤啟欢　张　攀　李文翰

　　　　徐翔宇　段道法　赵小艳　金　龙

　　　　许学良　袁　强　曾孟林　匡永兵

　　　　董金鑫　代生成　杜　妤　张文华

　　　　刘明军　范宏元　陈　立　陈文英

　　　　董　兵　祝梦婷

目 录

mu   lu

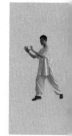

峨眉伤科疗法流派
——罗氏手法精粹

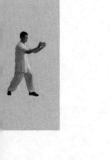

峨眉伤科疗法流派
——罗氏手法精粹

峨眉伤科疗法流派——罗氏手法精粹

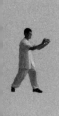

目录

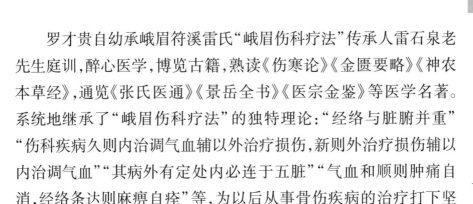

第一章
峨眉伤科疗法流派的源流

　　罗才贵自幼承峨眉符溪雷氏"峨眉伤科疗法"传承人雷石泉老先生庭训,醉心医学,博览古籍,熟读《伤寒论》《金匮要略》《神农本草经》,通览《张氏医通》《景岳全书》《医宗金鉴》等医学名著。系统地继承了"峨眉伤科疗法"的独特理论:"经络与脏腑并重""伤科疾病久则内治调气血辅以外治疗损伤,新则外治疗损伤辅以内治调气血""其病外有定处内必连于五脏""气血和顺则肿痛自消,经络条达则麻痹自痊"等,为以后从事骨伤疾病的治疗打下坚实的基础。

　　罗氏于弱冠之年,便为桑梓父老扶危解困。特别是经历雷先生亡故,仍立志不改初衷,研习不辍。20世纪70年代初,罗氏以优异成绩考入成都中医学院(现成都中医药大学前身),系统学习中西医知识。在校期间,刻苦攻读,多从名师,长期跟随成都"杜氏骨伤"传人杜琼书先生认真学习杜氏推拿理筋手法,继承了"杜氏骨伤"经验,强调练功;遵循中医内科辨证论治规律,强调内外兼顾;遵循手法科学分类等理论。将"峨眉伤科疗法"与"杜氏骨科疗法"有机地结合起来,同时吸收了西医解剖学知识和骨科认识理论,形成了具有特色的中医伤科学术思想,提出"外病经络筋骨者,其内必有五脏分时候""营卫之所行止结聚则筋肉之所痛胀舒利""伤科疾病内必调气血以正本,外必卫藩篱以御邪"等学术思想。

1

在此理论基础上，罗氏发明研制出桂冰腰痛灵栓、颈康灵胶囊、罗氏活血温经膏，佚寒散等内服和外治中药。同时，在继承雷石泉先生捏脊、指压点按、拍击、松解手法的基础上，结合杜琼书先生提出的分筋理筋、弹筋拨络、摇摆升降、按摩镇定等手法理论，提出以松、分、温、顺为纲领的手法指导理论，并将此理论进行规范化。其中，松法分为松筋、松骨；分法分为分腠理、分经络；"温"法分为温通、温散；"顺"法分为顺有形、顺无形。创造或者改进了伤科手法，如"罗氏趾压踩跷法""太阳通络击法""循膀胱经推拿法""罗氏通督针法""罗氏提捏弹颈法""罗氏定位颈椎扳法""罗氏三指推法""罗氏镇定点穴法"等一系列具有鲜明特色和确切疗效的推拿外治法。

罗氏虽业精于骨伤诸证，但并未自缚于一科之内，青年时代在认真学习骨伤科诊治方法的同时，跟随四川省内诸多中医专家研习内外妇儿临床思想，得到了成都中医学院多位教授的亲传，尤其在内科疾病，如脾胃病治疗方面，充分吸收并理解运用"脾胃病治疗，理应重视舌象，应先治舌苔后治病"的理论指导临床。如对舌苔厚腻者，先去其苔，苔退则脾胃气机自然恢复，病易向愈。若苔不退，不仅饮食难入，药物亦难运化而取效。若舌上无苔者，属脾胃阴伤，又当益胃生苔。主张辨饥食以确定治胃治脾，凡知饥而不食者，病在于胃，治当健胃为主。能食而痞满，则病在脾，治当运脾。重视脾胃升降，提出"脾不升运，则化源无权；胃不顺降，则受纳障碍。脾升则健，胃降则和。即使虚证亦不宜呆补，以避免妨碍脾胃之升降，治当以健运为首"。

罗氏认为，躬行习医之人，需探本求源，熟读经典，于茫茫书海中寻其端序。阅读经典，应细嚼慢咽，随手所录，遇难之处，应反复体会，旁参博览，深思慎辨，切忌墨守旧说，囿于一见。罗氏在成都中医学院数年苦读以优异成绩毕业,并留校任教。工作后,继续跟随成都本地多位教授、专家学习,同时手不释卷,反复学习中医经典和历代医案,并多次赴上海、天津等地进修,向国内有名的理伤推拿专家学习,集各家之长,融会贯通,做到学以致用,举一反三,成为术善骨伤、兼明诸科的优秀中医。

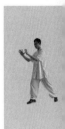

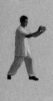

第二章
罗氏推拿手法

第一节 概述

　　罗氏推拿手法是成都中医药大学附属医院国家重点专科、重点学科——推拿科常用临床治疗手法,该手法由四川省学术技术带头人、国务院特殊津贴专家、非物质文化遗产"峨眉伤科疗法"传承人、全国名老中医、成都中医药大学博士生导师罗才贵教授所创。**罗氏推拿手法的四大分类原则——松、分、温、顺。**

一、罗氏推拿手法溯源

　　罗才贵教授长期从事中医骨伤诊疗工作,尤其是筋伤疾病的临床诊疗。在吸收、继承"峨眉伤科疗法"的"经络与脏腑并重""伤科疾病久则内治调气血辅以外治疗损伤,新则外治疗损伤辅以内治调气血""其病外有定处内必连于五脏""气血和顺则肿痛自消,经络条达则麻痹自瘥"等独特理论的基础上,跟随成都"杜氏骨伤"经验,传人杜琼书先生认真学习杜氏推拿理筋手法。罗才贵教授继承了"杜氏骨伤"强调练功;遵循中医内科辨证论治规律,强调内外兼顾、手法科学分类等理论。罗才贵教授将"峨眉伤科疗法"与"杜氏骨科疗法"进行了有机的结合，并且有效地吸收了西医解剖学知识和骨科认识理论，形成了别具一格的中医伤科学术思想，发展出了自成一派的罗氏推拿手法。

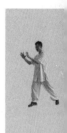

二、罗氏推拿手法分类

罗才贵教授认为，推拿手法源于正骨，且临床面对最主要的病种首推骨伤科，所以推拿科医生必须熟练掌握骨伤科疾病的诊疗原理。在手法熟练的同时，还要坚持练功，使手法熟能生巧，并加强医生对手法、对疾病的"感悟"，正如《医宗金鉴·正骨心法要诀》所说："是则手法者，诚正骨之首务哉。""故必素知其体相，识其部位，一旦临证，机触于外，巧生于内，手随心转，法从手出……虽在肉里，以手扪之，自悉其情，法之所施，使患者不知其苦，方称为手法也。"

罗氏推拿手法种类：松、分、温、顺及创新手法。

松类手法包括：按压法、滚法、揉法、捏法、抓法等。

分类手法包括：点穴法、弹拨法、勾点法、捏拿法、按腰搬腿法、摇摆牵抖法、腰椎斜扳法、趾压踩腰法等。

温类手法包括：摩法、擦法、搓法、背抖法、按压抖动法、振法、颤法等。

顺类手法包括：掌根推法、三指推法、叩击法、扫散法等。

创新手法包括：罗氏膀胱经推拿法、罗氏太阳通络击法、罗氏镇定点穴法、罗氏趾压踩腰法、罗氏定位颈椎扳法、罗氏三指推法、罗氏提捏弹颈法、罗氏夹脊拨法、罗氏震颤松腰法、罗氏柔筋术、罗氏展筋术等。

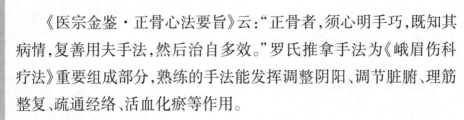

三、罗氏推拿手法传统作用

《医宗金鉴·正骨心法要旨》云："正骨者,须心明手巧,既知其病情,复善用夫手法,然后治自多效。"罗氏推拿手法为《峨眉伤科疗法》重要组成部分,熟练的手法能发挥调整阴阳、调节脏腑、理筋整复、疏通经络、活血化瘀等作用。

（一）松类手法

1. 擦法:《推拿疗法》云："医者放松上肢,肘关节略屈,手指任其自然,用小指根部及小鱼际着力,腕关节外旋在被推拿部位滚动,回旋放松,动作均匀协调,轻重缓急适宜。有祛风散寒,疏通经络、舒松肌筋、活血止痛、活利关节、缓解痉挛等作用。"其手法刺激力较强,适用于全身各部位,具有放松肌肉、开通闭塞、活血止痛、理筋整复的作用,肢体酸痛麻木等病症常用本法治疗。

2. 揉法:《小儿推拿广义》："三里,揉之治麻木顽痹。"《厘正按摩要术》："揉以和之。揉法以手婉转回环,宜轻宜缓,绕于其上也,是从摩法生出者,可以和气血,可以活筋络,而脏腑无闭塞之虞矣。"该手法用力轻柔和缓、深透,可使皮下组织产生摩擦而产生温热作用,适用于全身各部,具有调和气血、舒筋活络、缓解痉挛、消肿止痛、消积导滞、健脾和胃的作用。常用于多种内科杂症、软组织损伤及各种痛症。

3. 按法:《素问·举痛论》："按之则血气散,故按之痛止;按之则热气至,热气至则痛止矣。"本法为最早出现的推拿手法之一,刺激性较强,适用于全身各部,通闭塞、解痉止痛、舒筋活血、蠲痹通络、理筋整骨的作用。适用于风寒感冒、风湿麻木、颈项强直,各种痛症等。

4.捏法:本手法刺激中等,轻重适中,具有通经活络、行气活血、解痉止痛、消炎利肿的作用。用于四肢、肩背、颈项等部位,可起舒筋通络、行气活血、解肌发表、解除疲劳等作用;用于面部可治疗面瘫,面肌痉挛及面部肌肉萎缩、麻痹等病证;用于肩、背、腰、腹等可治疗肌肉劳损、风湿痹痛、腹胀痞满、饮食积滞、月经不调等。

5.抓法:出自《肘后备急方·治卒腹痛方》:"将五指分开满把拿捏,常用于头部和肌肉丰满处,有通调气血作用。"本法意在将病抓出,实为抓提患部之肌肤,此法应用相对广泛,具有清热解表、通经活络、舒展肌筋、剥离粘连等作用。用于肩颈、脊背及腹部可祛风散寒,温散解表、引邪出经、通经活络、调和阴阳。

（二）分类手法

1.点穴法:本法着力点小、刺激较强,"以指代针,点法是也",主要用于穴位及痛点,具有明显的"以痛止痛"的功效,在治疗操作中可起到开通闭塞、通经止痛、调整脏腑功能等作用,临床主要用以治疗脘腹挛痛、风湿顽痹、陈伤疼痛、肢痿瘫痪等病证。

2.弹拨法:本法对深部组织刺激较强,适用四肢、颈项、腰背诸部,具有解痉止痛、松解粘连、行气活血的作用,主治慢性软组织损伤及痛症,关节屈伸不利等症。

3.勾点法:本法着力点小、刺激较强,适用于全身各部穴位及肌肉间隙、肌肉起止点,可通经络、行气血,主要用在颈肩背等处紧张的肌肉,以松解紧张痉挛的肌肉,能舒筋活血、解痉止痛。

4.捏拿法:本法适用于四肢、肩背、颈项、腹部等部位,可起到舒筋通络、行气活血、解肌发表、解除疲劳等作用。临床上捏拿法适用于肩、背、腰、腹等面积较大的部位,可以治疗肌肉劳损、风湿痹痛、腹胀痞满、饮食积滞、月经不调等,也可用于腹部减肥。

5.按腰搬腿法:本法为腰部常用手法,采用"巧力寸劲"做快速、有控制的按压和搬腿,能滑利关节、理筋整复、松解粘连、舒筋活络、解痉止痛,主要用于腰椎间盘突出症、脊椎后小关节紊乱、骶髂关节等腰骶椎疾病。

6. 摇摆牵抖法:本法为摇法、拔伸法、抖法的复合手法,主要是滑利关节、复位和松解粘连,瞬间作用力较强,主要用于滑膜嵌顿、腰椎间盘突出症、肩关节周围炎、髋部伤筋等病症。

7. 腰椎斜扳法:本法为腰部常用手法,采用"巧力寸劲"做快速、有控制的扳动,腰椎常可发出"喀喀"的弹响声,能滑利关节、理筋整复、松解粘连、舒筋活络、解痉止痛,主要用于腰椎间盘突出症、脊椎后小关节紊乱、骶髂关节等腰骶椎疾病。

8. 趾压踩腰法:本法为罗氏推拿治疗腰部疾病的特色手法,手法具有刺激强,省力、易渗透的特点,具有较强的舒筋活血通络、理筋整复、解痉止痛的作用。主要用于腰椎间盘突出症、脊椎后小关节紊乱、骶髂关节等腰骶椎疾病,能解除关节绞索嵌顿、纠正椎间关节错位,改善脊柱生物力学平衡,增加"腰－骶－髂复合体"稳定。

（三）温类手法

1. 摩法:《医宗金鉴》:"摩者,谓徐徐揉摩之也……摩其壅聚,以散瘀结之肿。"本法刺激舒适和缓,为"皮动而肉不动"的环旋运动,具有提神醒脑、行气舒肝、温中和胃、消积导滞、温阳益气的作用,主要用于胃肠道疾患、呼吸道疾患、生殖系统疾患以及四肢痛症等。

2. 擦法:本法为产热手法,为动作均匀连续的直线往返运动,具有行气活血,温通经络、祛风散寒、祛瘀止痛、宽中理气和健脾和胃的作用,主要用于呼吸系统疾病、消化系统疾病、运动系统疾病、生殖系统疾病等。

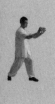

峨眉伤科疗法流派——罗氏手法精粹

3.搓法:《厘正按摩要术》云:"搓以转之。谓两手相合,而交转以相搓也……各级运动之妙……"本法作用舒适,具有舒经通络、活血止痛、调和气血、祛风散寒、舒筋解痉的作用,主要用于肢体痹痛、肩背痠痛、关节活动不利、胸闷、胸胁屏伤、肝郁气滞等。

4.背抖法:本法为背法与抖法的结合,常用于腰部疾病,使两侧肌肉过伸,解除肌肉痉挛,促使扭错的腰椎小关节复位,具有缓解痉挛、舒筋通络、理筋整复的作用,主要用于纠正腰椎小关节错位、滑膜嵌顿、腰椎间盘突出等症。

5.按压抖动法:本法为按法与抖法的结合手法,主要操作于腰骶部,本法较按法与抖法具有深沉而不刚猛,柔和而绵绵不绝的特点,具有行气活血、解除绞锁粘连、松弛肌肉的作用,主要用于腰椎间盘突出症、腰肌劳损、腰椎小关节紊乱等症。

6.振法:本法为静止性用力、持续高频率抖动的手法,应用于头面、胸腹及全身各部俞穴,具有镇静安神、温中散寒、行气消积、升举阳气的作用。应用于头面可镇静安神;用于胸部可宽胸理气;用于腹部可温中散寒、行气止痛、调经活血、暖宫散寒、消食化积。

7.颤法:本法较振法颤动的幅度大而频率低,刺激温和而舒适,主要用于腹部,可起到温中、散寒、止痛、调理脾胃等功效,主要用于寒性腹痛、胃脘胀满、消化不良、食欲不振、便秘、胃肠功能紊乱、痛经等病证的治疗。

（四）顺类手法

1.掌根推法:本法为理筋常用手法,主要操作于腰背部、胸腹部及下肢,起到调和气血、舒筋活血通络、理筋解痉止痛的作用,主要用于腰背部软组织损伤、慢性疲劳等。

2.三指推法:本法为肩颈部常用理筋手法,具有解除肌肉痉挛、通经活络、行气活血、解痉止痛的作用,常用于颈肩部筋脉挛急或损伤引起的肌肉紧张,也能平肝潜阳,用于治疗高血压。

3.叩击法:本法为舒适度较高的放松手法,具有行气活血、舒筋通络、镇静安神、醒脑开窍的作用,常用于治疗头痛、头晕、四肢肌肉疲劳、肩背疼痛等症。

4.扫散法:本法轻快柔和,具有平肝潜阳、镇静安神、祛风散寒的作用,主要用于治疗高血压、偏头痛、神经衰弱、外感等病症。

四、罗氏推拿手法现代作用

(一)松手法现代理论

解除肌肉痉挛:肌肉痉挛是一种自然的保护机制,但持久的肌肉痉挛可挤压穿行于其间的神经血管,形成新的疼痛源。推拿手法直接放松肌肉,解除肌肉痉挛的机理有三个方面:一是加强局部循环,使局部组织温度升高,致痛物质含量下降;二是在适当的手法刺激作用下,局部组织的痛阈提高;三是将紧张或痉挛的肌肉通过手法使其牵张拉长,从而直接解除其紧张或痉挛,也可通过减轻或消除疼痛源而间接解除肌痉挛。

(二)分手法现代理论

纠正骨错缝:由急性损伤所导致的骨错缝、筋出槽是许多软组织损伤的病理状态,运用各种整复手法,使关节、肌腱各入其位,解除了对组织的牵拉、扭转、压迫刺激,从而减轻或消除疼痛。

分离、松解粘连:软组织损伤后,瘢痕组织增生,互相粘连,对神经血管束产生卡压,是导致疼痛与运动障碍的重要原因。手法可间接松解粘连,直接分离筋膜、滑囊之粘连,促使肌肉、韧带放松,起到松动关节的作用。

剥离粘连、疏通狭窄:肌肉、肌腱、韧带和软组织慢性损伤,日久出现纤维化、鞘壁增厚等现象,并使肌腱被束缚于腱鞘内而影响关节的屈伸活动。手法起到松解粘连、消肿止痛、滑利关节、解除弹响等作用,以利于劳损组织的功能恢复。

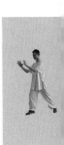

(三)温手法现代理论

温通血管:手法可促使毛细血管扩张、促进血管网重建、恢复血管壁的弹性功能;手法压力能传递到血管壁,使血管壁有节律地被挤压,使血液流速加快;节律的机械刺激,迫使血液重新流动及提高血液流速,从而降低了血液黏稠度,使流速与黏稠度之间进入良性循环状态。

(四)顺手法现代理论

促进组织修复:对肌肉、肌腱、韧带部分断裂者采用适当的推拿手法理筋,将断裂的组织抚顺理直,有利于减轻疼痛并与断面生长吻合,推拿手法对损伤组织的修复具有良好的作用。

改善肌肉的营养代谢:推拿手法的直接或间接作用,可促进肌纤维的收缩和伸展活动,肌肉的活动又可促进血液、淋巴等体液的循环活动。一方面可促使肌肉得到充分的氧及营养物质,另一方面可加速组织液中的乳酸等有害代谢产物的吸收或排出体外,从而改善了肌肉的营养状况,消除肌肉的疲劳,提高肌肉的活力和耐受力。

调节神经机能:手法刺激部位和穴位,间接作用于周围神经的神经根、神经干、神经节、神经节段或神经通道,改善周围神经装置及传导路径,可促使周围神经产生兴奋,以加速其传导反射。同时手法还具有改善局部血液循环、改善局部神经营养状况、促使神经细胞和神经纤维恢复的作用。

顺脏腑:手法的良性刺激,通过神经、经络的传导反射作用,可增强胃肠的蠕动和消化液的分泌,促进对食物的消化吸收,加强消化系统的功能。

第二节　罗氏推拿手法分类

一、松类手法

罗氏推拿手法中的"松法",为一类具有舒筋通脉、行气活血止痛、松解软组织痉挛和粘连、滑利关节的手法总称,一般包括:按压法、揉法、擦法、捏法和抓法。手法的特点是松活柔和,灵动流畅。急性软组织损伤,伤处组织多痉挛,压之多疼痛明显;慢性软组织损伤,损伤处多有粘连,可触及局部软组织板结、肥厚,压之多有顿痛。罗氏在运松类手法在治疗疾病时观察到松类手法的作用主要通过操作时手法的按压力和牵拉力来实现,罗氏进一步观察发现按压力松解痉挛的作用强于牵拉力,而松解粘连的作用不及牵拉力。力度柔和深透的按压力作用于治疗部位时,可使软组织在变形和恢复原形过程中产生明显的泵压效应和温热效应,这种效应有助于消除软组织痉挛,而牵拉力可使软组织发生轴向变形,通过牵拉时手法的弛张变化来松解软组织粘连。因此罗氏将松解痉挛和粘连的手法称为松类手法。临床上,松法为基础手法,适用面广,各类骨关节、疼痛类及内科疾病治疗中,均可配合使用。通常松类手法不单独运用,须与分类手法、温类手法、顺类手法联合运用,才能获得更好效果。

（一）揉法

【定义】

以指、掌或肘等肢体某一部分，着力于一定部位或穴位上带动该处皮下组织，做顺时针或者逆时针方向的轻柔缓和的回旋揉动，使皮下组织层之间产生内摩擦的手法，称为揉法。

【分类】

根据作用力部位不同分为：可以分为叠指揉法、拇指揉法、掌揉法、掌根揉法、鱼际揉法、前臂揉法、肘揉法等。

【操作方法】

1. 叠指揉法的操作方法：选定穴位以后，术者的中指端点在选定穴位上，中指指间关节伸直，掌指关节微屈，继以拇指端抵中指第一关节部，再以食指与无名指紧压中指第一关节的外侧前后，辅助中指，然后用中指端点在相应穴位上，肘为支点，前臂主动运动，通过腕使中指做顺时针或者逆时针的回旋揉动。

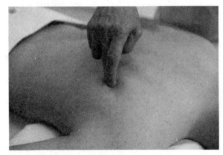
叠指揉法

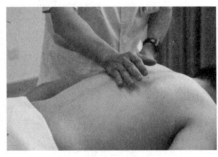
小鱼际揉法

2. 大、小鱼际揉法的操作方法：以手掌大鱼际或小鱼际部着力于施术部位。沉肘，屈肘成 120°~140°，肘外翘，腕放松，呈微屈或水平状，以肘关节为支点，前臂做主动运动，带动腕关节进行左右摆动，使大鱼际或小鱼际在治疗部上轻柔灵活地揉动。

3. 掌揉或掌根揉的操作方法：肘关节微屈，腕关节放松并略背

13

伸,手指自然弯曲,全掌或掌根附于施术部。肘关节为支点,前臂主动运动,带动腕掌做小幅度回旋运动,使全掌或掌根部在施术部位上进行柔和的连续不断地旋转揉动。

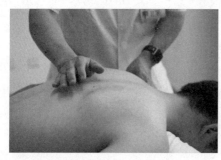

掌揉法

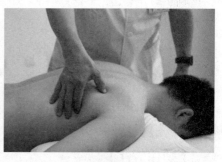

拇指揉法

4.拇指揉的操作方法:拇指螺纹面吸附于施术部,余四指置于其相对或合适位置助力,腕微屈或伸直。以腕为支点,拇指主动环转运动,余指配合拇指做助力运动,使拇指螺纹面在施术部上连续不断旋转揉动。

5.前臂揉或肘揉的操作方法:以前臂尺侧肌肉丰厚处或尺骨鹰嘴处着力,手握空拳或自然伸直,通过肩关节小幅环转发力,并借助上身前倾时的自身重力作用,在治疗部位回旋运动,并带动该处皮肤及皮下组织一起运动。

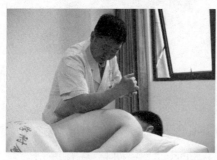
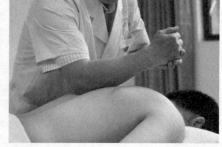

臂揉法

【操作要领】

1. 操作前调整呼吸,从腰部发力,着力部位紧贴治疗部位皮肤,肩、肘、腕协调用力,带动着力部位做回旋揉动。

2. 所施压力适中,受术者舒适为度。着力点要带动治疗部位的皮下组织做回旋运动,而皮上组织与着力点保持相对不动,动作要灵活有节律,尽量不与皮肤发生摩擦,所谓"肉动而皮不动",与摩法相对。

3. 在每次揉动吸定的基础上,匀速前行,动作要灵活有节律,回旋和移动的速度宜慢。《易筋经》:"徐徐往来,勿重勿深。"

4. 要掌握好揉动频率。一般是每分钟 80～120 次。如在面部操作,可以适当放缓。

5. 揉法的操作连续,着力部位自然贴合治疗部位,用力均匀,临床上常配合局部穴位和痛点的点按。

【手法特点】

揉法力度深透柔和,速度均匀,刺激作用温和,易使机体产生良性调节作用,在操作过程中进行揉法力度和回旋方向的变换,更能调达气机,调和气血,同时揉法的反复回旋力有较强的深层温热效应,转动时的揉压牵拉能弛张经脉,促进气血运行,濡养局部组织。叠指揉多用于穴位或筋结、痛点处;大、小鱼际揉多用于头面、胸腹;掌根揉多用于背、腰、下肢治疗。

作用:调和气血、温养筋脉、行气止痛、松解粘连、宽胸理气、健脾和胃、祛风散寒、安神镇静。

【适应证】

常用于治疗:脘腹胀痛、胸闷胁痛、腰背及四肢痛、头痛、眩晕、四肢伤痛、便秘、泻泄、癃闭、头痛、食欲不振、瘢痕粘连、软组织扭挫伤、骨折术后康复、小儿斜颈、小儿遗尿、近视等疾病。

1.脘腹胀痛,可采用小鱼际揉法、大鱼际揉法及掌根揉法揉腹,结合腹部穴位的点压。

2.胸闷胁痛,可用小鱼际揉法、大鱼际揉法沿任脉、肋间隙操作。

3.腰背及四肢疼痛麻木可用掌根揉法或者叠指揉法揉肾俞、命门、腰阳关、行间、足三里等穴,《小儿推拿广义》:"三里,揉之治麻木顽痹,行间穴同功"。

4.头痛、眩晕,用叠指揉法、大鱼际揉法揉头面穴位,配合相应头面部穴位的点按,具有调和气血,开窍醒神作用,《按摩经》:"治惊症,应揉足大趾,并掐中指少许,此法揉而兼掐者"。

5.腰背及四肢伤痛,多用叠指、大鱼际揉法在疼痛部位或穴位上操作;配合相应穴位的按揉法、疼痛部位的摩法、拿法、捏法。

6.便秘、泄泻、食欲不振等内科疾病。根据不同病情辨证施治,采取顺时针或逆时针的揉动方向,配合腹部的摩法、推法、震颤法等手法治疗,《小儿推拿广义》:"三里属胃,久揉止肚痛,大人胃气痛者通用"。

7.瘢痕粘连。揉法还具有软化瘢痕,松解粘连作用,虽然揉法牵拉松解作用较弱,但温养筋脉、促进粘连消除的作用较强。

【注意事项】

1.指揉法操作前,术者要把指甲修平,防止刺伤病人皮肤。

2.寒凉季节术者应将手擦暖和后再施术,否则病人会因局部受冷刺激而导致肌紧张,影响疗效。

3.急性筋伤(伤后24小时内)不宜采用揉法治疗,以免加重局部的皮下出血,加重肿胀;大饥大饱后避免在腹部作揉法,以免扰乱气机,造成气机上逆,出现恶心、呕吐症状。

4.局部皮肤有损伤、渗液、出血或传染性皮肤病者。

5.局部肿胀较重或关节内积液较多者,不宜用揉法在局部操作。

6.孕妇腹部操作揉法时注意揉法的力度和频率,如果孕妇妊娠反应明显,不宜使用。

【古籍相关叙述】

《医宗金鉴·正骨心法要旨》:"按其经络,以通郁闭之气,摩其壅聚,以散郁结之肿,其患可愈。"

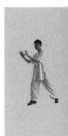

【现代研究】

张成全①等人认为揉法操作过程中频率不是揉法的难点,通过对揉法的三维力学分析能够阐释其操作要领动作贵在柔和,揉转的幅度要由小到大,用力应先轻渐重,术手要吸定在操作部位上,带动着力处皮肤一起回旋运动,不能在皮肤表面摩擦或滑动,频率一般为100~160次/分。

(二)㨰法

【定义】

以小鱼际或第五掌指关节背侧或第二、三、四、五近端指间关节为起始着力点,由腕关节的屈伸和前臂的旋转,带动着力部位在施术部位上持续不断地来回滚动的手法,亦为"㨰法"。

【分类】

根据起始着力部位的不同可分为:小鱼际㨰法、掌指关节㨰法和拳尖㨰法。

【操作方法】

1.小鱼际㨰法的操作方法:拇指自然伸直,无名指和小指的掌

17

---

① 张成全.五种推拿手法的生物力学分析[D].中国中医科学院硕士学位论文,2009:41.

指关节屈曲90°，其余掌指关节及指间关节自然屈曲，手背呈一自然弧形，以小鱼际为起始着力点，吸定于体表治疗部位上，以肘关节为支点，前臂主动摆动，带动前臂旋转运动、腕部做伸屈和一定的旋转活动，使小鱼际及手背偏尺侧部在施术部位上进行持续不断的滚动。

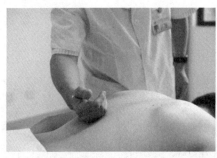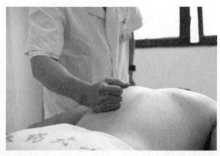

掌指关节滚法

2.掌指关节滚法的操作方法：以第五掌指关节背侧为起始着力点，以小指、无名指、中指及食指的掌指关节背侧为滚动着力面，腕关节稍屈向尺侧，以肘关节为支点，前臂主动摆动，使腕关节做被动屈伸，带动四指掌指关节背侧在治疗部位上进行来回滚动，其余手法动作同滚法。

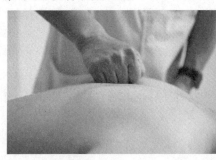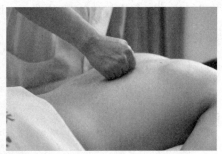

拳尖滚法

3.拳尖滚法的操作方法：拇指放松，余四指半握空拳，以小指、无名指、中指及食指的第一指间关节背侧为起始着力点，肘关节屈曲100°~120°，前臂做主动的前后推拉摆动，带动腕关节做无尺、桡偏移的屈伸活动,使小指、无名指、中指及食指的第一指背、掌指关节背侧、指间关节背侧为滚动着力面,在治疗部位上产生持续的滚动。

【操作要领】

1.屈伸腕关节是以第二到第五掌指关节背侧为轴来完成的;前臂的旋转运动是以手背的尺侧为轴来完成。因此㨰法的吸定点是上述两轴的交点,即小指掌指关节背侧,吸定点不同而滚动的范围不同。

2.沉肩,上肢的肌肉及肘关节尽量放松、屈肘、肘关节屈曲120°~140°,肘关节离躯体半尺远,腕关节屈伸范围在120°左右(即前滚至极限时屈腕约80°,回滚至极限时伸腕约40°)使掌背部分的1/2面积(尺侧)依次接触治疗部位。

3.手法吸定的部位要紧贴体表,不能拖动,辗动或跳动;力度以患者耐受度为限。

4.动时要尽力减小摩擦力,动作协调而有节律,压力、频率、摆动幅度要均匀。

5.滚动频率不宜过快,每分钟约120次左右,随腕关节的屈伸作用而缓慢地向前移动,移动幅度小。

【手法特点】

㨰法力度深透,着力面积大,吸定患处持续治疗时间较长,同时㨰法力度柔和,速度均匀,一压一松,滚压结合的节奏感强,多用于四肢关节处、肌肉丰厚的腰背和大腿等处。

㨰法泵压效应强,手法操作过程中一压一放的泵压效应使筋肉组织得到梳理,经脉得以畅通,气血灌注旺盛,筋脉濡养作用增强,使其活血养筋、舒筋活络的作用十分明显,㨰法在形成泵压效应时也有一定的牵拉效应,使得其在关节部位操作时有明显滑利

19

关节的作用。

作用:活血养筋、滑利关节、舒筋活络、缓解痉挛。

【适应证】

常用于治疗:筋肉痉挛、组织粘连、脏腑虚寒、退行性骨关节病变、运动损伤、偏瘫、截瘫、妇科疾病等。

1. 筋肉痉挛:风寒湿邪伤筋,如落枕;慢性筋伤急性发作,如腰臀肌筋膜炎急性发作;急性扭伤、挫伤;伤口愈合后皮下组织粘连,配合揉法、按压法、摩法等操作。

2. 组织粘连:慢性筋伤,伤处络脉痹阻,组织粘连,如颈椎病,腰腿痛等慢性筋伤疾病,运用㨰法配合点按分筋法可逐步松解粘连。

3. 脏腑虚寒:滚背部相应腧穴,如肾阳虚,滚肾俞、命门可以温阳补肾;脾阳虚,滚脾俞、胃俞可以温补脾胃,益气健脾,再在相应腧穴上配合按压法、揉法可增强疗效。《针灸大成·按摩经》:"五脏六腑受病源,须凭手法推即愈。"

4. 退行性骨关节病:滚关节周围筋肉组织,配合点按关节周围痛点或腧穴,有温养局部筋肉,滑利关节的作用。

5. 妇科疾病:痛经、月经不调等妇科疾病,在腰骶部采用㨰法,配合揉法、按压法等操作,可以温养腰骶部组织、器官或筋脉,固本培元,益气调经。

【注意事项】

1. 该手法操作过程中要充分放松腕关节,腕关节的屈伸活动是由前臂的主动运动带动的自然运动,禁止运用腕关节的拙力从而造成腕关节出现折刀样的突变动作,使动作出现打击感、跳动感;并造成腕关节的僵硬,使腕关节的屈伸幅度不够,从而减少了手背部的接触面积,使动作缺乏柔和舒适感。

2. 操作的体表接触面应为肌肉丰厚处,尽量避免掌指关节的骨突部与脊椎棘突或其他关节的骨突处发生猛烈撞击。

3. 㨰法对体表产生均匀一致的刺激,前滚和后滚时着力轻重需均匀一致,避免出现"有去无回"或"有来无去"而产生顿拙感或折刀感的情况。

4. 临床使用时常结合肢体关节的被动运动,此时应注意动作的协调性,做到"轻巧、迅速、随发随受"。

5. 局部皮肤有损伤、渗液、出血或传染性皮肤病者,一般不做㨰法。

【现代研究】

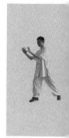

丁季峰在一指禅推拿流派㨰法的基础上发明大㨰法,并以大㨰法为主逐渐形成了㨰法推拿流派,其他㨰法均在其基础上衍变而成。丁氏《推拿大成》①定义㨰法操作。强调㨰法是以"手掌背部近小指侧部分"着力部位。

俞大方《中医推拿学》②进一步明确㨰法是由腕关节的伸屈运动和前臂的旋转运动相结合的复合运动,㨰法的吸定点是第2到第4掌指关节背侧轴和手背尺侧轴两轴的交点——小指掌指关节的背侧。

王国才③㨰法加强治疗刺激量时将术手立起,以第2、3、4、5掌指关节处着力。

曹仁发④《中医推拿学》㨰法操作时"用手背近小指侧部分或

① 丁季峰,金义成,黄宣能. 推拿大成[M]. 郑州:河南科学技术出版社,1994,328－330,274.

② 俞大方. 推拿学[M]. 上海:上海科技出版社,1985,41－42.

③ 王国才. 推拿手法学[M]. 北京:中国中医药出版社,2003,116－120.

④ 曹仁发. 中医推拿学[M]. 北京:人民卫生出版社,2006,75－77.

小指、无名指、中指的掌指关节突起部分,附着于一定的部位"的说法是掌指关节㨮法较早的文献记载,但基本与大㨮法操作相似。

周信文[①]《中医推拿学》始列有专门的"掌指关节㨮法",其操作要领和大㨮法完全相同,为腕关节的屈伸运动和前臂旋转运动相结合的复合运动,而着力部位改为小指、无名指、中指的掌指关节背侧。

周氏[②]等对㨮法进行了一系列研究。认为㨮法的合力作用点轨迹有四种:"心"型、"葫芦"型、"8"字形和"棒槌"型。通过反复的实践发现,不同形状的合力轨迹代表着不同的意义。谢氏[③]等对㨮法各方向的分力进行频率分析之后发现,所有分力的主要成分集中在 $2 \sim 15Hz$ 上,说明在㨮法施力过程中以低频作用力为主要成分,体现㨮法"柔"的特点,使被推拿者不会感到过度冲击。㨮法由腕关节的伸屈运动和前臂的旋转运动复合而成。

（三）捏法

【定义】

以拇指与其他手指在施术部位做反复的、有节律的、一紧一松的挤捏,并匀速上下移动的手法,称为捏法。

【分类】

根据拇指与其他手指配合的多寡分为:二指捏法、三指捏法、五指捏法。

---

① 周信文,詹红生,曾文斌. 推拿手法学 [M]. 上海:上海科学技术出版社,2000: 69 - 70.

② 周信文,许世雄,谢志勇,等. 中医推拿手法测力分析仪 FZ - I 型的研制及㨮法合力作用点轨迹分析 [J]. 医用生物力学, 1996, (03): 179 - 183.

③ 谢志勇,许世雄,李信安,等. 关于中医推拿手法摆动类㨮法施力的频域分析 [J]. 医用生物力学, 1996, (4): 208 - 211.

【操作方法】

1.二指捏法的操作方法:术者以拇指指腹及食指中节桡侧或食指指腹置于施术部位的两侧,对称用力,将施术部位的皮肤及皮下组织捏起,随即慢慢放松。

2.三指捏法的操作方法:术者以拇指指腹及食、中二指指腹置于施术部位的两侧,对称用力,将施术部位的皮肤及皮下组织捏起,随即慢慢放松。

3.五指捏法的操作方法:术者以拇指指腹及其余四指置于施术部位的两侧,对称用力,将施术部位的皮肤及皮下组织捏起,随即慢慢放松。

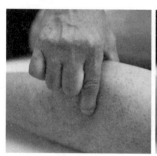 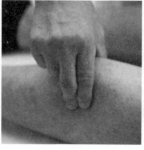 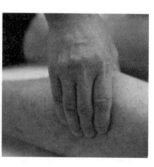

二指捏法　　　　　三指捏法　　　　　五指捏法

【操作要领】

1.操作时拇指和其他手指的指面及虎口、掌面自然紧贴在体表。

2.拇指和其余手指要以指面着力,肩和手臂、腕关节放松,施力时双方用力对称,用力轻柔,轻重交替,做一松一紧的对称性挤压动作。

3.操作中用力均匀,动作要有节奏性,连续而不间断。

4.捏法作用于腰背部脊柱两侧皮肤时,配合上提动作,称为捏脊法,多用于小儿。

5.捏法作用于四肢时,可边捏边沿着肢体纵轴方向及经络循行路线移动。

6.捏法配合上提动作则为拿法。

7.捏法移动方向不同则作用有差异。一般来说向心性移动,可以加速经脉气血运行,为补法;反之,离心性移动,可使气血发散,为泻法。临床应用应加以区别。

8.捏法一般在治疗手法最后操作,操作前已用其他手法充分放松局部筋肉组织,捏法一紧一放更能调节气血津液运行。

【手法特点】

捏法刺激面相对较大,刺激中等,轻重适中,力度均匀柔和,通过操作者一紧一松的松放动作产生泵压效应和治疗时操作方向的选择,可明显调节局部气血运行,进而起到通经活络、解痉止痛、温散解表的作用,较多用于四肢部、脊柱、颈肩部或经脉循行处,小儿较多用于背脊部。

作用:调气和血、通经活络、解痉止痛、温散解表、整复错缝、健脾消积。

【适应证】

常用于治疗以下病症。

1.颈项、四肢部的肌肉僵紧、酸痛等疾患。

2.中风偏瘫等各种原因引起的肌肉萎缩,多配合揉法、点穴法等,可促进气血流动以濡养筋肉。

3.寒邪袭表,捏法通过在操作部位不断的捏放会有很明显的刺激感和温热效应,在外感初期病邪不深时,在诸如风池、合谷、肺俞等穴采用捏法有明显的温散解表作用。

4.关节僵硬、关节疼痛,在关节周围捏拿局部软组织可以很好地改善周围关节的血液供应,配合揉法、擦法持续均匀的温热效应可以起到强筋壮骨、滑利关节的作用。骨关节的错位及骨折移位，捏法为正骨手法之一，多配合拔伸法等整复类手法。

5. 小儿疳积、厌食、消化不良、泄泻、体虚易感、生长缓慢等症以及成人的脾胃系疾病，多用捏脊法。

6. 小儿肌性斜颈，可捏胸锁乳突肌，多配合推、揉等手法。

【注意事项】

1. 操作中避免使用暴力，以患者耐受和具体病情而决定力度大小，力度在一般情况下轻重结合，尤其是孕妇和婴幼儿更应注意操作力度大小。

2. 急性开放性损伤、新伤骨折、凝血功能障碍等情况下不推荐运用捏法。

3. 捏时，操作者手指或者手掌要充分放松，避免指端用力，应用指面着力，腕关节放松。缓慢移动，在局部疼痛较明显处可适当停留。

4. 挤捏移动的方向不同作用有差异。抬高肢体，向心性移动，能使津血归心、消炎利肿；反之，肢体下垂，离心性移动，可使气血发散、活血化瘀。

【现代研究】

捏法与现代浅筋膜手法有类似之处，故对肢体关节疼痛、关节活动障碍有良效。李勇[1]使用提捏法治疗腰椎小关节紊乱症，效果良好。提捏手法可增大小关节间的关节间隙，纠正错位的上下关节突的位置，使之复位，也可使嵌顿于关节间的滑膜退出复位，消除关节的压力。

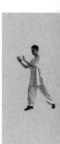

① 李勇，姜文. 提捏法治疗腰椎小关节紊乱症 152 例[J]. 按摩与导引，1999，15（1）：18.

王丽清等[1]研究发现,捏脊有利于提高人体的免疫力,促进机体的免疫、化学屏障的恢复,有利于增强肠道定植抗力,从而抑制潜在致病菌群的增长,使局部化学介质及神经递质的释放恢复正常,以改变中枢体温调节信号的传导使患者体温下降,各症状得到改善。

郭泽新[2]等人将捏法运用于缓解中风偏瘫痉挛状态,用三指捏法于合谷穴获取深部组织酸胀感至伸指为度;于太冲穴获取深部组织酸胀感至下肢产生足背屈、屈髋和屈膝为度。认为三指捏合谷穴缓解痉挛的作用迅速且易重复。三指捏太冲穴有明显的缓解下肢伸肌痉挛作用。其机理是下肢对伤害性刺激的逃避反射,这种反射对打破下肢伸肌共同运动模式、促进下肢分离运动有重要意义。

（四）按压法

【定义】

用指、掌或肘关节尺骨鹰嘴部着力于体表,保持作用力按而留之的手法称为按压法。

【分类】

按着力面不同分为手指按压法、掌根按压法和肘部按压法。

【操作方法】

1.手指按压法:一般用拇指指峰、螺纹面或整个指腹按压在体表,其余四指握空拳或者自然垂直并拢,腕关节屈曲40°~60°,拇指垂直向下用力,有节奏性地从轻到重按压,到最大力时停顿片

① 王丽清,葛金玲.捏脊疗法治疗小儿外感发热的免疫及肠道微生态机制研究[J].河南中医学院学报,2007,22(10):26.

② 郭泽新,陈卫华.缓解中风偏瘫痉挛状态推拿手法及其机理探讨[J].按摩与导引,2003,(01):2-3.

刻,逐渐减压力。

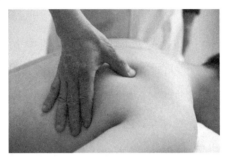

手指按压法

2.掌根按压法:用双手或单手手掌掌面紧贴体表,手指自然伸直放于体表,腕关节背伸,五指自然张开、微屈曲,肘关节微屈,上半身前倾,将上半身的重量渐通过肩、肘传至手掌面,向下垂直用中到重力按压。

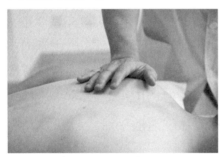 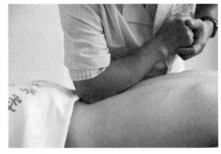

掌根按压法   **肘部按压法**

3.肘部按压法:一手握空拳,肘关节屈曲,用肘关节尺骨鹰嘴部着力于治疗部位,上半身前倾,将上半身的重量通过肩渐传至肘关节尺骨鹰嘴部,垂直向下持续按压,也可用另一手握住该手的拳背面,手臂抬起帮助稳定肘关节。

【操作要领】

1.手指按压法操作时通常用拇指着力于体表,其余四肢微曲放松,用力垂直向下按压,部位固定,用力从轻到重,注意按压时停

27

留时间,不可突加暴力,操作时可用其余四指固定于相应的位置,使拇指着力更平稳着实。

2.掌根按压法用于腰背及胸腹时,因刺激量较大需要病人配合呼吸,呼气时逐渐用力向下按,吸气时逐渐减压,按压有一定节奏感和热感,并通过掌根按压时停留时间将按压的热感传递到患者组织深部。

3.肘部按压法操作时术者术前使身体放松,并嘱患者调匀呼吸,因肘部按压法刺激量较大,按压时用力仍从轻到重,然后压住不动,持续一段时间,再逐渐减压,不可在一些肌肉薄弱处过用暴力或者停留时间过久。

【手法特点】

本法是临床最常用的手法之一,其刺激力较强,有明显的温热效应,适用于全身各部位。指按法施术面积小,适用于全身各部经络穴位;掌按法适用于面积大而又较为平坦的部位,常用于腰背和腹部;肘按法刺激力最强,适用于腰骶及下肢后侧。按法在临床上常与揉法结合应用,组成"按揉"复合手法应用。

作用:通经活络、行气止痛、振奋阳气、消散瘀滞。

【适应证】

1.头痛、三叉神经痛、腰腿痛、坐骨神经痛、痹症等各种痛症,用拇指按压百会、太阳、鱼腰、风池、下关、合谷等穴位,与揉法、点法相结合使用。《医宗金鉴·正骨心法要旨》:"按其经络,以通郁闭之气……"

2.腰背痛、腿痛、四肢麻木和大关节僵硬,多采用掌按法按腰背部、肢体的后侧,以通经活络、行气止痛,振奋阳气,可配合局部滚法、揉法、推法等操作。《厘正按摩要术》:"……按能通血脉。"

3.风寒感冒、脏腑气滞、肢体困重等症。风寒感冒,可按压风府穴,掌按压背部膀胱经诸穴,常配合揉法、点法、擦法、推法等手法。《保生秘要》:"治感冒,推拿风府百余次,后定心,两手交叉,紧抱风府,向前拜揖百余次,俟自汗出。"脏腑气滞,常用拇指按压法结合揉法刺激相应背俞穴和腹部腧穴,可调节相应脏腑功能;肢体困重,在患肢各侧作按压法有振奋阳气作用。

【注意事项】

1. 按压法的用力一定要逐渐加压,从轻到重,从重到轻,禁止突发突止,暴起暴落。

2. 手指按压法接触面积小而刺激较大,故临床操作中常与揉法结合应用,形成有规律的按、压、揉相结合的连续手法操作。

3. 掌根按压法和肘部按压法在腰胸部应用时要注意患者的骨质情况,尤其是高龄患者,避免用力过大过猛造成医疗事故。

4. 术者使用按压法时要询问患者有无明显的温热效应,即"按之则热气至",若按压时无明显温热效应,须调整操作时按压状态。《内经》:"按之则热气至,热气至则痛止。"

5. 在肢体有开放性损伤、新伤骨折、患处有渗血渗液等情况下,不做按压治疗。

【古籍相关叙述】

1.《医宗金鉴·正骨心法要旨》:"按者,谓以手往下抑之也。"

2.《厘正按摩要术·按法》:"按而留之者,以按之不动也。按字从手从安,以手探穴而安于其上也。"

3.《素问·调经论》:"实者外坚充满,不可按之,按之则痛……虚者聂辟气不足,按之则气足以温之,故快然而不痛。"

4.《素问·举痛论》:"寒气客于肠胃之间,膜原之下,血不得散,小络急引故痛,按之则血气散,故按之痛止。""按之经络以通郁闭之气,摩其壅聚,以散郁结之肿。"

【现代研究】

现代医学认为，点按法的镇痛作用是因为点按法的刺激作用于体表神经感受器，由传入神经达到中枢相应区域的兴奋或抑制，通过传出神经在点按的部位产生酸、胀、麻等感觉，达到调节机体神经的作用而起到镇痛作用。

王琦[1]等人认为按压手法在经络、腧穴上的应用，可以通过多种途径达到镇痛目的；在周围神经上的应用，通过刺激改变骨骼肌的兴奋抑制状态，起到调节肌张力的作用；在动脉主干上的应用，是为了达到远心部位组织供氧的目的；在关节上的应用，目的是把关节纠正到解剖位置，恢复其功能；在眼球球壁上实施手法，主要促进体循环，改善球壁供氧量，通过温热而有节律的按压，改善球壁的弹性以调节视力。

（五）抓法

【定义】

五指自然分开，用五指指端或指腹向掌心着力，保持作用力均匀缓和移动并满把提拿治疗部位。

【分类】

根据作用力部位不同分为：指端抓法和指腹抓法。

【操作方法】

1.指端抓法：术者单手或双手五指分开略屈曲，形如爪状，五指和腕关节充分放松，以指端着力，并保持一定作用力来回抓提。

2.指腹抓法：着力部位为指腹，余同指端抓法。

【操作要领】

1.操作时五指和腕部应充分放松，靠前臂发力，前臂所施之力

① 王琦.浅谈按压法的临床应用及作用原理[J].按摩与导引,2003,(4):4-5.

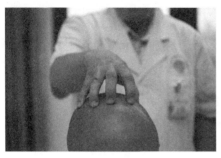
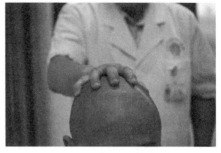
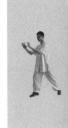

指端抓法　　　　　　　　　　　　指腹抓法

只有通过放松的手指和腕部,才能使手指的滑动梳理动作协调自然,柔和舒适,接触面的作用力均匀柔和地渗透到相应作用部位。

2.指端抓时术者注意用力大小,指端抓法用力部位为指端,患者用意念用力,使力量聚于指端,腕关节相应放松,缓慢在治疗部位移动,用力大小以患者耐受程度为度。

【手法特点】

抓法刺激量较大,节奏感较强,但是操作部位须为容易抓提部位,受手法特点所限制,一般面积较大、肌肉浅薄的部位不方便操作,故抓法常用于头面部、腹部、臀部和四肢关节部等。

作用:舒筋通络,活血定痛。

【适应证】

1.头痛发热、头昏、眩晕等头面部疾患,常配合百会、风池、率谷等穴位的捏压、揉捏、点等手法。

2.心悸失眠、肝气郁结等脏腑失调之证,常配合心俞、肝俞、肾俞等穴位的按压、揉和背部膀胱经的㨰法操作。

3.胸胁胀痛、偏瘫、肢体痉挛、关节活动不利,胸胁胀痛,配合胸胁部抹法,章门、中脘、肝俞、膈俞等穴位点、按、压、揉法等操作;偏瘫,配合相应偏瘫肢体被动活动;肢体痉挛和关节活动不利,配合局部按压法、揉法和㨰法等操作。

【注意事项】

1.术者操作前手指和腕关节要充分放松,操作时注意询问患者耐受程度,避免使用暴力,尤其是面部操作时注意用力大小,防治过用暴力引起面部皮肤损伤。

2.操作时用力要深沉、持续、均匀,并按一定的顺序抓,配合一定往上提捏的动作。

3.术者操作前须修剪指甲,使指甲均匀平整,避免操作时因指甲过深而划伤治疗者。

4.操作前检查患者有无开放性损伤、局部渗血渗液和头部头骨有无缺损等情况,如发现上述情况,一般不操作抓法。

二、分类手法

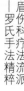

"分"类手法是指具有理筋整复、松解粘连、滑利关节、纠正骨错缝作用的一类手法。一般包括点穴、勾点、捏拿、弹拨、牵抖、扳法、踩跷等手法。由于各种急慢性损伤导致的骨错缝、筋出槽、软组织纤维化、瘢痕粘连,对神经血管等组织产生牵拉、扭转、卡压、压迫刺激,是导致疼痛与运动障碍的重要原因;运用"分"类手法起到纠正解剖位置、滑利关节、松解粘连、消肿止痛等作用,以利于受损组织功能恢复。适用于各种伤筋粘连、骨错缝、滑膜嵌顿、椎间盘突出等病症,作为推拿手法的重要治疗手法。

(一)点穴法

【定义】

用指端或屈曲的指间关节部着力于施术部位,持续进行点压,称为点法。

【分类】

分拇指端点法、屈拇指点法、屈食指点法三种。

【操作方法】

1.拇指端点法:手握空拳,拇指伸直并紧靠于食指中节,以拇指端着力于施术部位或穴位上。前臂与拇指主动发力,进行持续点压。

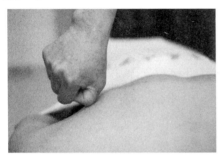

拇指端点法

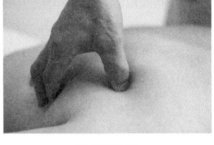

屈拇指点法

2.屈拇指点法:屈拇指,以拇指指间关节桡侧着力于施术部位或穴位,拇指端抵于食指中节桡侧缘以助力。前臂与拇指主动施力,进行持续点压。

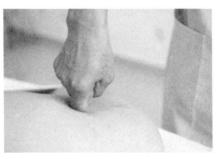

屈食指点法

3.屈食指点法:屈食指,其他手指相握,以食指第一指间关节突起部着力于施术部位或穴位上,拇指末节尺侧缘紧压食指指甲部以助力。前臂与食指主动施力,进行持续点压。

【操作要领】

1. 拇指端点法:宜手握空拳,拇指螺纹面应贴紧食指中节外侧,以免用力时扭伤拇指指间关节。

2. 屈拇指点法:拇指端应抵在食指中节桡侧缘,如此则拇指得到了助力和固定。

3. 屈食指点法:宜手指相握成实拳,拇指末节尺侧缘要紧压在食指指甲部以固定和助力。

4. 取穴准确,垂直用力,力量由轻到重,逐渐加压,施力时借助身体前倾提供助力以节省体力,用力时尽量手腕保持伸直,用身体往下用力以维持力度,"得气"为度。操作结束时缓慢卸力,切忌突然暴力加压与卸力。

【手法特点】

该手法刺激较强,"以指代针,点法是也。"一般认为,点法与按法的区别在于:接触面积大,压力较为缓和的则为按法;接触面积小,压力较大的则为点法,有以指代针之义。

作用:开通闭塞、通经止痛、调整脏腑功能。

【适应证】

常常用于治疗各种痛症。

1. 头痛、颈痛、落枕等。头痛,点风池、太阳、鱼腰、百会等穴;颈痛、落枕,点风池、华佗夹脊穴、天宗、拇指根部等①。

2. 腰腿痛。点肾俞、气海俞、大肠俞、八髎、环跳、阳陵泉、委中、承山等。

3. 牙痛。点合谷、下关、听会、颊车、翳风等。

① 卢群文. 罗才贵教授特色推拿手法整理——"勾点法"治疗颈型颈椎病的临床疗效观察[D]. 成都中医药大学硕士学位论文,2015.

峨眉伤科疗法流派
——罗氏手法精粹

4.胃脘痛、腹痛。点脾俞、胃俞、足三里、上巨虚、内关等。

以上各种痛症采用点法治疗,均具有很好的止痛疗效,常和按法、压法和揉法等在上述穴位配合操作。

【注意事项】

1.不可突然施暴力,既不能突然发力,也不可突然收力。

2.对老年体弱、久病虚衰的患者不可施用点法,尤其是心脏功能较弱患者忌用。

3.点后宜用揉法,以避免气血积聚及点法所施部位或穴位的局部软组织损伤。

【现代研究】

1.借助神经系统的反馈调节反射性地调节加速病变部位的血液循环和改善新陈代谢,激活病变部位组织的修复与再生能力,而达到缓解甚至治愈疾病的目的,并通过影响相应神经递质如内啡肽、5－HT等的合成和释放而起到相应的止痛作用,与中医学"以痛定痛"的理论相合,通过在身体局部的挤压操作可以促进局部的血液、淋巴等的循环,进而起到加速局部循环的作用。

2.按摩居髎、环跳、风市及阳陵泉具有活血、疏通经络等作用,按摩足三里穴具有排毒、提高机体免疫力作用。点穴、按摩可促使产妇下肢及全身血液循环加速,预防下肢深静脉栓塞甚至肺栓塞的发生。①

（二）弹拨法

【定义】

该法由"捏、提、弹"三法和合而成,施以弹动之力,拨而弹动,弹而拨之。

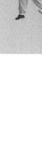

35

① 魏艳萍,李军秀.产后静脉栓塞的预防[J].家庭护士,2008,6(1A):43－44.

【分类】

"弹拨"法分为指弹拨法与肘弹拨法。

【操作方法】

1. 指弹拨法：术者拇指指腹或指端先按压于受术部位，按压程度依病变组织而定，一般要深按至所需治疗的肌肉、肌腱或韧带组织，待受术者出现酸胀、疼痛等感觉后，再做与受术部位成垂直方向的往返拨动。

2. 肘弹拨法：施术者将肘关节尺骨鹰嘴深按于受术部位，再做与受术部位成垂直方向的往返拨动。

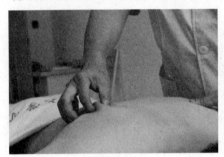
指弹拨法

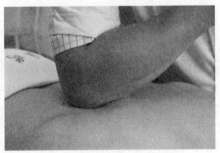
肘弹拨法

【操作要领】

操作时施术者先用揉、捻等手法放松相关肌肉，再用拇、食/中两指或拇、食、中指三指对指呈环状，紧捏施术部位肌肉或肌膊，稍用力向上提起，稍保持一段时间后，然后突然松开，使肌肉或肌膊从指间滑脱迅速弹回原位，如木工提弹墨线之状，甚者可以听到回弹之声响。操作过程中，相合用力地两指指端着力，施力均衡，提捏稳当而不滑动。由于弹拨法刺激性较强，每处每次弹拨 1~3 次即可，弹拨后立即给予抹揉，以解除患者不适的感觉，不可暴力操作。

【手法特点】

该手法多用于肌间隙、肌肉韧带的起止点处或结节状物、条索状物等阳性反应物。常于斜方肌、胸锁乳突肌、胸大肌、肱二头肌、跟腱等部位操作,能缓解肌肉痉挛,改善血液和淋巴循环,促进萎缩肌肉恢复。

作用:具有舒筋通络、解痉止痛、松解粘连等作用。

【适应证】

1. 颈椎病:自上而下反复弹拨项韧带和两侧颈肌,以解痉止痛,可与颈项部揉法、拿法等手法配合应用①。

2. 肩周炎:弹拨三角肌与肱三头肌间隙处,以松肌止痛,可与拿法、按揉法等手法配合应用。

3. 腰背筋膜劳损:背部劳损者:可弹拨肩胛内缘、菱形肌及棘上韧带;腰部劳损者:可弹拨两侧腰肌,尤其是第三腰椎横突出处,以松解肌筋,止痛除酸,可配合背腰部按揉法、㨰法、揉法、擦法等手法应用。

4. 落枕:可在压痛点处施以弹拨法,并辅以颈部屈伸、旋转,侧屈等被动运动。

5. 网球肘:除固定手法治疗后,可在压痛点肌腱处施以弹拨法。

【注意事项】

1. 弹拨法在弹拨时指端和施术部位的皮肤有快速的擦动,应注意不要因多次而反复的弹拨而擦破皮肤。

2. 骨折的愈合期、急性软组织损伤者禁用。

---

① 卢群文. 罗才贵教授特色推拿手法整理——"勾点法"治疗颈型颈椎病的临床疗效观察[D]. 成都中医药大学硕士学位论文, 2015.

【古籍相关叙述】

1. 明·周岳甫《厘正按摩要术》:"脐通五脏,真神经来之门也,……然后两手四指置于带脉处,前后弹拨,左右反复约 5 分钟,辅以腰部侧扳法。"

【现代研究】

1. 按摩时皮肤中会形成类似组胺的物质,这些物质可积极的刺激皮肤血管系统与神经系统而加强机体内的氧化反应,促进肌酸的排除,使患者疼痛减轻,并产生舒适感。在进行弹拨法操作时,局部的肌肉组织受到挤压弹拨刺激,触－压觉感受器将冲动传入中枢神经,经中枢分析综合,而启动调节机制,通过传出神经将冲动传送到支配骨骼肌的神经纤维,使相应的肌肉放松舒张,即可消除运动系统(肌肉、关节等)的紧张状态,相关研究表明,痉挛的肌肉用拉伸的手法持续操作 2 分钟以上,可刺激肌腱中的高尔基体诱发反射作用,解除痉挛,而使疼痛减轻或消失。

(三)勾点法

【定义】

患者取合适体位(坐位或俯卧、仰卧),施术者用手指指端(一般使用中指或食指指端)在治疗部位进行点压,向一定方向进行勾拨,在勾拨的同时可伴有轻微旋揉。

【操作方法】

该法包含"点、勾、拨"要素,首先定点穴位或肌间隙、肌肉起止点,定点要稳而准,然后在此基础上勾压住特定穴位部的组织或肌间隙旁肌肉,向一定方向拨动。

【操作要领】

1. 施术者用中指或食指指端勾点住治疗部位,巧应的中指或食指掌指关节处伸直,进节指间关节微微屈曲或伸直,远侧指间关

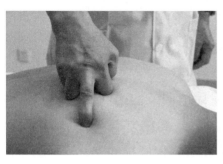
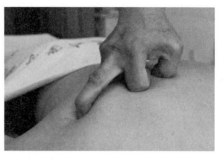
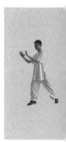

节屈曲成约90°角,余手指呈握拳或屈曲状。

2.勾拨方向视治疗部位及疾病需求,或向上下或向左右用力点按、勾拨,要求贯达指端深入组织内部而持续加压。该法刺激较强,以不使局部剧痛而又有得气感为宜,点压强度与勾拨速度视患者体质和病情轻重而定,常在操作后采用揉法、擦法等放松手法。

【手法特点】

该法手指微屈,以指端用力按压穴位。刺激较强,常用在肌肉较薄的骨缝处。勾点法多用于治疗呃逆、舌强语塞、失语和喘、咳、喉痹等病症。

作用:有开通闭塞,活血止痛,调整脏腑功能的作用。

【适应证】

1.舌强语謇、失语:勾点廉泉穴,具有开音利咽的作用,可配合拿喉结、揉颊车、点合谷等手法应用。

2.呃逆:勾点天突穴,以降气止呃,宽胸顺气,可配合胸部的推摩法,搓摩胁肋等手法使用。

3.喘、咳、喉痹:勾点天突穴,以宣肺导气,可配合胸部擦法、分推法等手法使用。

【注意事项】

勾点法所施的部位或者穴位,多是人体不显露的部位或较隐藏的穴位,这些部位或穴位均较敏感,所以不可突施暴力,要遵循点按法的施力原则经行操作。

【现代研究】

借助神经系统的反馈调节反射性地调节加速病变部位的血液循环和改善新陈代谢激活病变部位组织的修复与再生能力,而达到缓解甚至治愈疾病的目的,并通过影响相应神经递质如内啡肽、5 - HT 等的合成和释放而起到相应的止痛作用。[1]

（四）捏拿法

【定义】

捏拿法是捏和拿结合的一种复合性手法。

【操作方法】

拇指自然外展,其余四肢并拢,以拇指与其余四指指腹部或螺纹面对捏于施术部位。指、掌与前臂部做主动运动,带动腕关节做轻度旋转运动,使拇指与其余四指对合施力,捏而拿之,拿而捏之,捏中含揉,揉中含捏,从而产生节律性的捏拿动作。

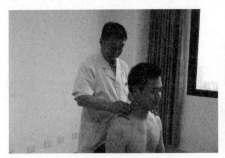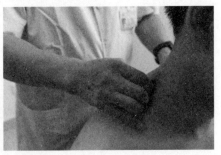

① 卢群文. 罗才贵教授特色推拿手法整理——"勾点法"治疗颈型颈椎病的临床疗效观察[D]. 成都中医药大学硕士学位论文,2015.

【操作要领】

1. 力量应贯注于指端,用力须先轻后重,切勿重捏或重捏时扭转的手法。

2. 重拿时,力量应深达骨面。强度以达到产生酸胀感为宜,捏拿后使被按摩处感到轻松舒适。

【手法特点】

该法结合了捏法与拿法的特点,常作用于四肢或肌肉丰厚部位,用于治疗四肢腰背软组织损伤,刺激性较强。

作用:具有舒筋通络、活血止痛、舒活肌肉等作用。

【适应证】

1. 落枕、颈椎病、肩周炎、偏瘫、四肢酸痛等症。落枕、颈椎病,可捏拿颈项部、肩井部及患侧上肢;肩周炎、偏瘫、四肢酸痛、运动性疲劳等,可自四肢近端捏拿向远端,可配合四肢的捏法、揉法、抖法等手法应用。

2. 感冒、头痛身痛、发热恶寒等症。风寒外感、头痛身痛,常拿风池、颈项部、肩井及头部,多采用重捏拿法,以发汗解表;风热外感,可用轻捏拿法捏拿肩井、颈项部,轻快柔和以解肌发表。常配合抹头面、颞部扫散等手法治疗。

3. 腹痛、腹胀、消化不良等症。可采用腹部的捏拿法或拿肚角的方法,配合腹部的摩法、推法、振法等手法。①

4. 疲劳性四肢酸痛、四肢关节疼痛、颈痛等痛症。四肢部用捏拿法自四肢的近端向远端,可配合四肢部的揉法治疗;颈椎病、颈痛,以捏拿法从两侧风池穴向下捏拿至颈根部,常配合颈部指按法、指揉法、弹拨法及拿法等手法施用。

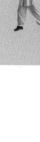

41

①　危北海. 中医脾胃学说应用研究[M]. 北京:北京出版社,2003,90−91.

5. 水肿、脉管炎、骨折后期四肢肿胀等。常采用向心性挤捏，可配合向心性推法、抹法等使用。

【注意事项】

注意手法操作的准确性，要与揉法、捏揉法区分开来。用力适中，避免过度轻柔和使用拙力。

【古籍相关叙述】

《外台秘要》："又疗卒噎方：与共食人当以手捉噎人筋，问曰：此等何物，噎人当答言著，共食人云，噎下去，则立愈。"

【现代研究】

捏拿疗法是通过手法的机械刺激直接施治于人体体表，产生生理、生物化学、神经体液等各方面不同程度的变化，这些方面的变化之所以能促进人体内部的各种生理机能趋向正常，从而消除病理变化，达到增强体质治病保健的目的，"首先是通过刺激体表局部组织，增加局部供血，改善微循环，改善细胞供氧和组织代谢，减少有害废物的产生；其次是……手法刺激还可以调节人体免疫系统功能，维持人体防御机能的平衡"。

（五）腰椎扳法

【定义】

腰椎扳法，用双手同时做相反方向或同一方向协调扳动腰部关节，使关节产生伸展、屈曲或旋转等运动形式的手法。

【分类】

包括腰椎斜扳法、腰椎后伸扳法、腰椎定位旋转扳法、直腰旋转扳法。

【操作方法】

1. 腰椎斜扳法：受术者取侧卧位，健侧下肢伸直在下，患侧下肢屈曲在上，健侧上肢置于胸前，患侧上肢置于身后。施术者站在受术者腹侧，一手或肘部扶按于其肩前部，另一手或肘扶按于患者的臀髂部。施术者两手或两肘协调用力，先使其腰部作小幅度的扭转活动，即扶按于肩部和臀髂部的手或肘同时用较小的力量向下按压，使肩部向背侧、臀部向腹侧转动，压后即松，使腰部形成小幅度的扭转而放松。待腰部完全放松后，再使腰部扭转至有明显阻力时，略停片刻，然后施以"巧力寸劲"做快速、有控制的扳动，听到弹响即表明复位成功。[1][2]

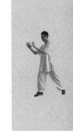

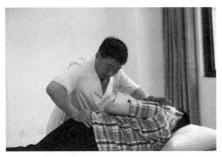
腰椎斜扳法

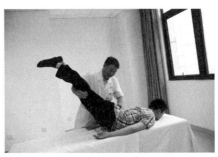
腰椎后伸扳法

2.腰椎后伸扳法：受术者俯卧位，双下肢并拢，全身放松。施术者站在受术者侧方，一手按压受术者腰骶部，另一手臂环抱住其双下肢膝关节上方部，托住其双下肢缓慢上抬，使其腰部后伸，当后伸至最大限度时，略停片刻，两手协调用力，以"巧力寸劲"做快速、有控制的下压腰部与上抬下肢的相反方向的扳动。

3.腰椎定位旋转扳法：受术者坐位，腰部放松，双手扣住放于枕后部，腰前屈到某一需要角度后，以棘突向右侧偏歪，相应做右侧旋转扳动为例：一助手位于其左侧前方，用两下肢夹住其左侧小

① 金灵青，郎伯旭，刘钰.腰椎斜扳法的研究进展[J].中医正骨，2012，24(6)：42-44.
② 周红羽，张连仁，李勇.节段定位斜扳法治疗腰椎间盘突出症[J].中国骨伤，2001，14(5)：261-263.

腿部,双手按压于左侧下肢股上部,固定受术者的下肢和骨盆。施术者位于受术者的右侧后方,用左手拇指顶按住腰椎偏歪的棘突侧方,右手臂从右腋下穿过,并用手掌勾住其颈项后部,右掌缓慢下压,至左拇指感觉其棘突活动、棘突间隙张开时停止加压,保持此时的腰部前屈幅度,然后右侧手臂缓慢用力,左拇指顶住腰椎偏歪的棘突为支点,先使其腰部向右屈至一定幅度后,再使其向右旋转至最大限度,略停片刻后,右掌下压其项部,右肘部托住其右肩部向上抬,左手拇指同时用力向对侧顶推偏歪的棘突,双手协调用力,以"巧力寸劲"做快速、有控制的扳动,常可听见"喀"的一声,左拇指可感觉棘突的弹跳感,施术者随即松手。

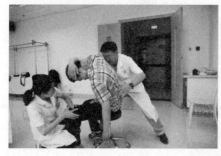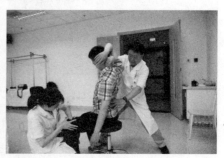

直腰旋转扳法

4.直腰旋转扳法:受术者坐位,两下肢分开,与肩同宽,双上肢自然下垂,腰部放松。以向右侧扳动为例:施术者立于受术者的左侧,用两下肢夹住其左小腿部及股部以固定,右手从其右腋下穿过,以手掌和腕部勾托住其右肩部,左手掌抵住其左肩部后方,然后两手协调用力,右手腕及掌牵托住患者肩部上提的同时向后拉肩,左手掌则前推左肩后部,使其腰部向右旋转,至有阻力时,略停片刻,以"巧力寸劲"做快速、有控制的扳动,常可听见"喀"的一声,随即松手。另一种操作方法,患者坐位,双上肢自然下垂,腰部放松。施术者立于受术者对面,用两下肢夹住其双小腿部及股部以固定,以左手掌抵于其肩前,右手掌抵于其肩后,两手协调用力,一推一拉,使受术者腰部向右侧旋转,至有阻力时,略停片刻,以"巧力寸劲"做快速、有控制的扳动,常可听见"喀"的一声,随即松手。

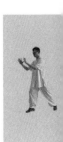

【操作要领】

1.扳法的整个动作要求:"稳""准""巧"。"稳"一指用力平稳,不可突发暴力、蛮力;一指整个操作过程平稳,分阶段逐步进行,第一步是使关节放松,可采用放松类的手法和关节的摇法结合关节小范围的逐步活动,使关节逐步松弛;第二步是将关节极度地伸展、屈曲或旋转;第三步则是保持关节极度地伸展、屈曲或旋转位的情况下,运用扳法。"准"一是指扳动时着力点及发力的方向准确,顺其关节的运动趋势而扳动。二指扳动时发力的时机要准,如发力时机过早,关节还有松弛的运动余地,则未尽其法;如发力时机过迟,关节在极度伸展或屈曲、旋转的状态停留过久,易使松弛的关节紧张,即不易操作,还容易导致损伤。"巧"指的是扳动用力要用巧力寸劲,巧力指的是扳动时发力的技巧性,用力要适当,与蛮力、浊力相对而言;而"寸劲"则指发力迅捷而短促,使关节扳动迅速而又在生理活动范围内,关键在于发力快,收力也快,使关节周围的肌腱、韧带刚一紧张,关节已回复初始位置,即起到扳动的目的又避免了软组织的损伤。

2.扳动时要顺应、符合关节的生理功能,对于所扳动的关节,一定要认真掌握其解剖结构、生理活动范围、活动方向等特点,顺应关节的运动规律实施扳法,严禁反关节运动。

3.扳动时双手用力要协调,脊柱的扳动双手用力常相反,动作协调,形成力偶作用,使脊柱围绕其纵轴旋转扳动,避免各小关节的相互碰撞造成损伤。

【手法特点】

腰椎扳法是推拿常用手法之一,主要用于纠正腰部关节紊乱和小关节错位,在临床中治疗以疼痛、立位或坐位姿势的异常以及活动受限为主要表现的腰部疾病。

作用:具有疏通经络、滑利关节、纠正解剖位置的作用。

【适应证】

1.腰椎斜扳法:可使腰椎沿纵轴旋转,使移位的后关节得到复位,扩大神经根管,改变脊髓与神经根的关系[①]。斜扳起到了松解神经根粘连与解除神经根压迫的作用[②]。常用于治疗急、慢性腰痛;急性腰扭伤;腰椎后关节错位;腰椎间盘突出症及腰部酸痛、活动不利等。

2.腰椎后伸扳法:可直接纠正腰椎后关节的错位,常用于治疗腰部僵硬、腰椎生理前凸减弱或消失、腰椎侧弯、后关节错位、滑膜嵌顿、腰椎间盘突出症、腰椎退行性脊柱炎等。

3.腰椎定位旋转扳法:具有较准确的定位扳动脊椎关节的作用。适用于腰椎后关节错位、腰椎间盘突出症等,能恢复腰椎正常的解剖位置。

4.直腰旋转扳法:具有活动腰椎小关节、整复腰骶部关节紊乱、缓解腰椎周围软组织痉挛、松解神经根粘连与解除神经压迫的作用。常用于治疗急性腰扭伤、后关节紊乱、腰椎肥大性脊柱炎、腰椎间盘突出症等。

① 顾云伍,韩慧,韦以宗,等.牵引斜扳整脊法治疗腰椎间盘突出症的力学测试[J].中国中医骨伤科杂志,2004,12(1):13-16.

② 刘鲲鹏,吉登军,顾非,等.斜扳法对腰椎间盘突出症患者软组织张力的影响[J].上海中医药杂志,2017,7:54-56.

【注意事项】

1. 患者被扳动的部位要先放松,再扳动,扳动后再次放松。

2. 操作时医者的姿势要注意既有利于发力,有能顺应关节的运动规律,动作自然协调,避免生硬、机械。

3. 操作时不可逾越关节运动的生理活动范围。扳动要在生理范围和患者能耐受的范围内操作。超越关节生理活动范围的扳动,易致肌肉、韧带等软组织损伤,对于脊柱而言,易伤及脊髓、马尾及神经根组织。

4. 扳动时禁止使用暴力、蛮力,要充分理解手法操作的稳、准、巧,严防出现医疗事故。

5. 扳动时用力要有控制,不可刻意追求弹响声。在操作中,常可听到"喀"的弹响声,一般认为是关节复位、手法成功的标志,但操作中未能出现这种声响,不可刻意追求,若为追求声响,反复扳动,易使关节紧张度增大,常是造成不良后果的诱因。

6. 有严重骨质增生、骨质疏松症者慎用。

7. 诊断不明确的脊柱外伤及有脊髓症状体征者禁用。

8. 有骨质病变者,如骨结核、骨肿瘤等禁用。

9. 对于骨折未愈合者禁用。

10. 对于腰椎间盘突出症突出物较大,硬膜囊受压明显者禁用后伸扳法;腰椎间盘突出症伴有严重侧隐窝狭窄者,在实施直腿抬高扳法时不可强力操作,以免腰部神经根撕裂。

【现代研究】

1. 定点斜扳法在临床上已做了大量的观察,目前已经应用于下胸椎及上腰椎病变的整复中,并拓展应用于急性腰扭伤及第三腰椎横突综合征的治疗中。定点斜扳法的优势主要体现在5个方面:①定位准确,整复位置可随意掌握确定;②斜扳的同时纠正了

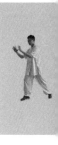

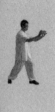

腰椎棘突偏歪;③可随意掌握整复的力度,避免复位过度或不完全;④通过指下的移动感,可随时检验整复的效果;⑤扩大了适应范围,可将之运用于下段胸椎及上腰椎病变的整复中。许多学者将定点斜扳法应用于腰椎病变的治疗中,都取得了较好的临床疗效。

2. 周红羽认为斜扳法是通过旋转力使关节突关节张开,产生明显空间位置变化,既可松动小关节,又可拉动神经根移动,使神经管的内容物和小关节粘连得到松解,并改善局部血液循环,增加血液、淋巴液回流,促进炎性渗出物致痛物质的吸收,从而消除疼痛。

3. 顾云伍等利用水银压力传感器,拉力电传感器和 SG－1 型静态电阻应变仪在无退化病变的新鲜尸体标本上模拟腰部斜扳法,并分别测试椎间隙压力和前后纵韧带张力。实验结果显示施行斜扳法时,椎间盘负压无改变,但椎体侧方后纵韧带张力增加,有利于椎间盘的回纳。同时认为斜扳的方向要扳向椎间盘突出一侧,否则可加重突出。

4. 刘鲲鹏等将 120 例患者随机分为健侧斜扳法治疗组(A组)、患侧斜扳法治疗组(B组)、双侧斜扳法治疗组(C组)和无斜扳手法治疗组(D组),并给予相应手法治疗。应用软组织张力测试系统测量并比较分析治疗前后腰部健侧、患侧软组织张力位移值。结果发现,4 组患者经不同治疗干预后,健侧、患侧软组织张力位移值均呈升高趋势;A、B、C 3 组患者健侧、患侧和 D 组患侧腰部软组织张力位移值较治疗前改善;B 组、C 组与 D 组软组织张力位移值比较,有统计学差异。从而得出结论:斜扳法推拿治疗 LDH 可显著改善患者腰部软组织张力。

（六）踩跷法

【定义】

踩跷法是用单足或双足有节律性踩踏施术部位治疗疾病的方法，是中医传统的推拿治疗手段之一。

踩跷法临床应用广泛，踩踏的力量沉稳着实，可深入骨间及脏腑，且施术者因以身体的体重化为手法之力，所以省力并持久。但踩跷法危险度较高，要求准确地掌握适应证及熟练的脚法。传统的踩跷法是在胸部和下肢股部各点 2～3 个枕头，使腰部悬空，然后在腰部进行踩踏。①

【分类】

常用的踩跷法有碎步式踩跷法、弓步式踩跷法及摇摆式踩跷法。

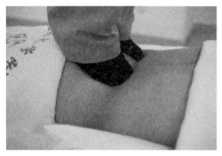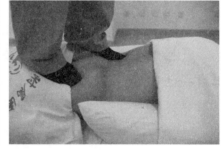

碎步式踩跷法

【操作方法】

1. 碎步式踩跷法：受术者采取俯卧位，踩跷者用双手扶在固定的扶手上，通过双手来调节和控制向下踩踏的力量。准备好后，踩跷者将双足平行踏于受术者腰骶部正中，双足以走碎步的方式，脚

① 苏宏敢. 中医特色医学保健——踩跷[J]. 广西中医学院学报，2003，6(1)：31 -32.

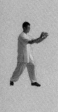

尖靠脚后跟一起一落地节律性踩踏,身体的重心随双足的起落而转移。双足依次从腰骶部循脊柱向上踩踏到第 7 颈椎下缘,再循脊柱退回腰骶部,如此反复多次操作。在踩踏过程中,可作 1 ~ 2 次腰部弹压踩踏,即将双足踩踏于脊柱两侧,用足掌前部着力而足跟提起,身体随膝关节及踝关节的屈伸而一起一落,通过足前掌对腰部作一轻一重的按压,常一次连续弹压 15 次左右。

2. 弓步式踩跷法:受术者采取俯卧位,踩跷者准备动作同蹲步式踩跷法,双足分踏于肩胛部和腰骶部,面部朝向受术者头部,两腿呈弓箭步姿势,一足横踏于腰骶部,与脊柱垂直,另一足踩于肩胛部的内侧,紧扣于一侧肩胛骨内侧缘,而足的内侧缘与脊柱平行。以腰为轴,通过身体的节律性的前倾后移,将重心在两足间交替移动,前倾时重心落在前足,后移时重心落于后足,如此有节律性的一前一后的踩踏。亦可依此法将双足分踏于背部和腰部进行踩踏。

3. 摇摆式踩跷法:受术者采取俯卧位,踩跷者准备动作同蹲步式踩跷法,双足呈外八字分踏于双下肢的臀横纹处,身体重心有节律性持续左右摇摆,通过身体重心在双足间的交替移动,使两足进行连续地节律性踩踏,并循大腿后缘下移至腘窝部,再沿原路线返回臀部,如此反复操作多遍。

【操作要领】

1. 踩踏时要有节律性,呈轻踏步样,足底离开体表不要太高,以身体重心能移至对侧足部即可。踩踏的速度快慢适中,常以每分钟踩踏 60 次左右为宜。

2. 弹压踩踏时足尖不可离开受术者体表。(特定部位)

3. 以腰为轴,两腿呈弓步踩踏时,两足均不离开被踩踏的特定部位。

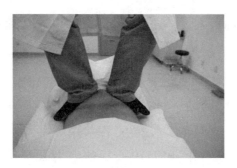

摇摆式踩跷法

4.踩踏的力量、次数和时间根据受术者的体质状况和病情灵活调节,在操作过程中,如患者难以忍受或不愿配合,应立即停止,不可勉强。

【手法特点】

该方法刺激强,具有省力、易持续、易渗透的特点,常用于腰骶部、背部、肩胛部及下肢后侧肌肉较丰厚处,用于治疗脊柱疾病及某些内科杂症。

作用:舒筋通络、理筋整复、解痉止痛。[1]

【适应证】

1.腰椎间盘突出症、腰背肌筋膜劳损等腰腿痛疾病,可用踏步式踩跷法反复踩踏腰部、背部,间以外八字踩跷法踩踏两下肢后侧。[2]

2.颈椎病、菱形肌劳损等症,导致肩背部酸痛者,可用倾移式踩跷法重踩肩胛部,常配合肩颈部其他手法同时进行治疗。

3.头痛,其痛势悠悠,缠绵难愈者,可用外八字踩跷法较长时

① 宋文娟. 中医踩跷法的临床应用[J]. 光明中医, 2013, 28(1): 2127 - 2127, 2135.

② 张冲, 罗才贵, 罗建, 等. 趾压踩腰法治疗腰椎间盘突出症的效应机制探讨 [J]. 按摩与导引, 2008, 24(6): 2 - 3.

间踩踏两下肢后侧,对承受能力较强者,亦可踩踏两小腿后侧,结合其他头面部手法治疗,能起镇静安神止痛的作用。

【注意事项】

1. 必须严格把握适应证,明确诊断。凡体质虚弱,有心、肝、肾疾患,有骨质疏松或其他骨质病变者禁用。

2. 年老体弱或小儿,以及因病不能受力者禁用。

3. 操作时不可在一处长时间踩踏。如腰骶部及肾区若踩踏时间过久,即可产生肩胛部酸痛、头晕等症状,其机制是由于腰部受力过大,可使椎管和颅内压力增高所致。

4. 推拿医师体重过重者应慎用踩跷法,一般以体重 50～75 kg 为宜。

【古籍相关叙述】

《素问·异法方宜论》:"中央者,其地平以湿,天地所以生万物也众。其民食杂而不劳,故其病多痿厥寒热,其治宜导引按跷,故导引按跷者,亦从中央出也"。

按摩古称按跷,按字从手,跷字从足,《说文》"按者,两手相切摩也"、"跷,举足也"。正如吴鹤皋曰:"手摩为之按,足蹑谓之跷",张志聪亦注曰:"导引者,擎手而引欠也;按跷者,蹻足以按摩也"。《史记》扁鹊传:"上古之时,医有俞跗,治病不以汤液醴酒,镵石、跷引、案抚、毒熨",此处将跷引与案抚并提,当是按跷的最初原始本义。①

【现代研究】

1. 中医认为:人体的背部、脊柱两旁的足太阳膀胱经与五脏六腑存在着密切联系。正因为脊背部是督脉与膀胱经的循行之处,

---

① 廖品东. 中医踩跷疗法［M］. 北京:科学技术文献出版社,2004:10.

五脏六腑之腧,出于背部,这些穴位与内脏器官有联系,从而通过踩跷对背部穴位的刺激,能激发和增强经络之气,促进气血循环,调和脏腑功能,从而达到防病治病作用。正如《灵枢·平人绝谷》所说:"血脉和利,精神乃居"。现代医学研究认为:许多疾病与人体脊柱退变有关,医学家们称之为脊柱相关疾病,他们根据脊柱的生理、病理、解剖及生物力学原理,通过整脊疗法治愈了许多临床疑难杂症,而踩跷法正是根据以上原理,通过特定技法作用于人体脊柱,按"顺生理、反病理"原则,调节脊柱的生理功能,从而调治各种与脊柱相关疾病。踩跷法对神经、消化、运动系统疾患,特别是对颈脊腰腿疼痛效果明显,对"亚健康"状态人群的调治与保健作用有独到的疗效,具有安全显效,病人无痛苦等优点。

2. 踩跷法能有效放松腰椎两侧肌肉,有效松解粘连,调整脊柱序列,促进椎间盘还纳,疗效确切,不破坏腰椎解剖结构,不影响腰椎稳定性,踩跷法具有作用力大、接触面积广、受力均匀、渗透性强等特点,是治疗腰椎间盘突出的理想疗法之一。

3. 趾压踩跷法,不仅可以促使髓核产生回纳趋势,而且可改变突出物与神经根的位置关系、调整椎体后关节,从组织器官水平揭示了手法的治疗作用。踩跷法主要在宏观上起作用,不仅能促进突出物回纳,改善神经根受压程度,缓解神经根刺激症状,而且具有促进神经电生理的恢复、改善微循环的作用,分别针对不同的病理机制发挥治疗作用,从不同的直接及间接病理表现层面多途径,多环节和多层次的整体性、综合性全面地进行调节,从而达到内外兼治,表里同治的作用,效果是满意、全面而持久的。

（七）牵抖法

【定义】

牵抖法为牵引法与短程性的较大幅度抖法的结合应用。牵抖

53

法的作用有别于抖法。抖法的作用主要是使肌肉筋膜及关节放松,牵抖法的作用则主要是滑利关节、复位和松解粘连,瞬间作用力较强。

【分类】

根据操作部位,分为腰部、肩关节和髋关节牵抖。

【操作方法】

受术者俯卧位,两手拉住床头或由助手固定其两腋部。术者以两手握住其两足踝部,两臂伸直,身体后仰,向足端方向缓缓牵引其腰部,牵引的同时可小幅度摇摆其腰部。待其腰部放松后,两手臂维持一定的牵引力,身体前倾,以准备抖动。其后随身体起立之势,手臂部瞬间用力,做1~3次较大幅度的抖动,使抖动之力作用于腰部,使其产生较大幅度的波浪状运动。

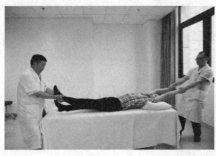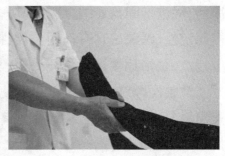

肩髋关节牵抖法

除牵抖腰部外,亦可牵抖肩关节和髋关节。即用双手握住上肢或下肢的远端,先做一定时间的牵引,待肩关节或髋关节放松时,减缓牵引力,瞬间用力,行1~3次较大幅度的抖动,使抖动力作用到肩关节或髋关节。

【操作要领】

牵抖法要将牵引力同抖动力有机地结合起来。先牵引是第一步,然后是减缓牵引力,再行瞬间的突然较大幅度的抖动,要把握好抖动的时机。

【手法特点】

该手法主要针对关节施法,作用力较大,而且动作迅猛,临床主要用于治疗肩关节周围炎、髋部伤筋、腰椎间盘突出症、滑膜嵌顿等病症。

作用:具有舒筋通络、松解粘连、滑利关节、复位的作用。

【适应证】

1.肩周炎、髋部伤筋等四肢的疼痛疾患。肩周炎等常用上肢的牵抖法;髋部伤筋、腿部疼痛等则用下肢牵抖法;常与搓法相配合运用,作为上、下肢部治疗的结束手法。

2.腰椎间盘突出症及腰扭伤、腰椎下关节滑膜嵌顿等腰腿疼痛性疾病,用牵抖腰法,可以理筋整复、松解粘连,常配合运腰法及腰部斜扳法。①

【注意事项】

1.在持续牵引未减力之前不可进行抖动,亦不可在完全撤去牵引情况下进行抖动。

2.对于有习惯性肩关节脱位病史者,严禁使用本手法。②

3.腰部疼痛剧烈,不能耐受者;腰部肌肉痉挛,不能放松者;以及腰椎滑脱等疾病不适用本手法。

4.对于有骨质疏松、年老体弱的患者慎用该手法。

【现代研究】

牵抖冲压法治疗 LDH 相比于常规腰部牵引,能够更有针对性

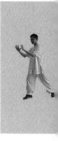

① 杨晗丹,范德辉,刘建,等.牵抖冲压法和常规牵引法治疗腰椎间盘突出症的对比研究[J].中医正骨,2016,28(12):26 – 30.

② 石生友,陈军.外展牵抖法治疗肩关节前脱位66例[J].中国中医骨伤科杂志,2015,23(3):67 – 68.

地纠正筋出槽、骨错缝，使筋柔骨正；不仅重视调整骨与关节之间的平衡关系，也重视骨与周围肌肉等软组织的生物力学平衡；可以增加脊柱关节的顺应性，缓解椎旁肌痉挛，降低椎旁肌肉张力，扩大椎间隙和椎间孔；能精准地整复小关节错位及纠正滑膜嵌顿，逐步改变突出物与神经根的位置关系，从而减轻或解除周围组织对神经根的刺激与压迫；有利于松解神经根粘连，促进局部水肿及无菌性炎症的吸收，改善局部微循环，从而促进损伤组织的修复。

外展牵抖法操作简便省力，一般一人施术即可，且复位一次性成功率较高；复位快，副损伤少，复发脱位率低；临床疗效好，肩功能恢复快。本复位手法的原理是：外展牵抖上臂造成肩周肌群和关节囊裂口的松弛状态，解脱肱二头肌腱的嵌顿使肱骨头移位于关节盂的前下方处，因关节盂的前下方缺少韧带和肌肉的覆盖，一般不会出现绞锁，以很小的作用力就可以达到复位。

三、温类手法

罗氏推拿手法中的"温法"，为一类具有能使患者局部或全身产生温热效应，具有扶持患者阳气，而达到祛寒的作用的手法。运用温法可以调理脏腑经络，平衡阴阳，既能寒者热之，又能虚则补之，还可以引热下行，适用于各种劳损、虚羸及各种寒性疾病，常用作为推拿治疗结束时的收式手法。

然临床各类手法运用恰当，均可产生局部或全身热的效应。故而此处"温"类手法以产热明显者类。按照产热方式的不同有通过摩擦生热的摩法、擦法、搓法；以振动波疏通毛细血管，改善血液循环，产生热的效应的抖法、振法、颤法。同样归属于"温法"，然而各手法产热的强度各有不同，有的是温热如人参、黄芪，如摩法、搓法，有的是大热如附子、干姜，如擦法。同时各种手法能达到的深度各不相同,有的仅浅可及皮,例如摩法,有的内及分肉,如搓法,有的深透及筋骨,如振法、颤法。临床上各种肌肉劳损,发育迟缓,肌肉萎缩,四肢乏力,四肢振摇及虚寒性疾病,都可以施以温法,以温肌肤,肥腠理,使卫气充盈则腠理致密,肌肉坚实,外邪不能伤,临症应根据病的深浅,选择相应的手法,既不能病浅力深,也不能病深力浅。另外,使用温法也要辨证,因时、因地、因人制宜,选择使用,中病即止。

（一）摩法

【定义】

以食指、中指、无名指相并的螺纹面或掌面为着力点,以腕关节为中心使之作环形而有节律的摩动的手法。

【分类】

分为指摩法和掌摩法两种。

【操作方法】

1.指摩法的操作方法:指掌部自然伸直,食指、中指、无名指并拢,其螺纹面自然贴附在体表,腕关节稍屈并保持不动,以腕关节为中心,三指做轻柔的环旋运动与体表产生摩擦。

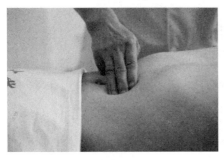

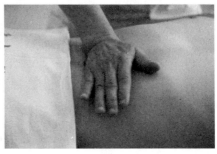

指摩法　　　　　　　　　掌摩法

57

2.掌摩法的操作方法:手掌自然伸直,腕关节自然微微下垂,将手掌贴附在治疗部位,腕关节保持不动,以腕关节为中心,手掌在体表作轻柔的环旋运动与之产生摩擦。

【操作要领】

1.肘关节自然屈曲,沉肩,腕关节放松,指掌自然伸直,动作和缓而协调。

2.肘、腕、指掌相互协调的运动,运动中腕关节尽量保持不动。

3.压力轻柔,指掌接触体表部位自然贴附,不要产生向下的拙力,使接触部位产生麻木触电感、温煦感。

4.指掌部与皮肤产生相对运动,幅度大而不带动皮下组织,所谓"皮动而肉不动",与揉法相对。

5.摩动的速度、压力宜均匀。一般指摩法宜稍轻快,掌摩法稍重缓。

【手法特点】

摩法刺激舒适和缓,较多用于头面、眼球、胸腹及胁肋部。

作用:具有提神醒脑、行气舒肝、温中和胃、消积导滞、温阳益气等作用。

【适应证】

1.脘腹胀痛、消化不良、泄泻、便秘等胃肠道疾患,可配合大、小鱼际揉法于中脘、天枢、神阙及全腹部操作。

2.咳嗽、哮喘、胸闷气紧等呼吸道疾患,可摩膻中、期门、日月,可配合搓法,搓摩胁肋,也可配合按揉背部膀胱经上的背俞穴。

3.痛经、月经不调、阳痿、遗精等生殖系统疾病,可摩下腹部的关元、气海及腰骶部,并配合揉关元、气海及横擦肾俞及腰骶部。

4.外伤肿痛、风湿痹痛等四肢痛症,可摩患处,常常配合局部的大鱼际轻揉,以行气活血、消肿散瘀。

5. 阳虚、中气不足等症,可摩关元、气海、膻中,有温阳补气之功。

【注意事项】

1. 临床应用时,可根据操作时缓急和方向不同而有补泻之分,常以急摩为泻、缓摩为补,摩腹时顺时针方向可消积导滞为泻、逆时针方向可温中健脾为补。

2. 平补平泻时操作速度不宜过快,也不宜过慢;压力不宜过轻,也不宜过重。《圣济总录》:"摩法不宜急,不宜缓,不宜轻,不宜重,以中和之意取之。"

【现代研究】

1. 倪玉婷[①]认为轻摩手法在治疗儿童支气管哮喘治疗中具有极大的应用空间,对于缓解儿童支气管哮喘急性发作、增强体质减少发作频率和时间效果肯定。

2. 倪玉婷、孙素涛等[②]在临床中应用纯中药及平喘摩法治疗小儿哮喘取得了较好的疗效,手法:轻摩廉泉穴、天突、膻中,频率为100 次/分钟左右。每穴200 次以上。轻点摩百会、风池、百劳、定喘、肺俞、膏肓,每个穴位点摩1 分钟以上,整套手法约10 分钟左右。

3. 谢克谦[③]认为药摩法具有外用药物疗法与按摩疗法的双重作用,通过按摩手法和药物作用的有机结合,可迅速发挥药物活血化瘀,消肿止痛的治疗功能,改善损伤部位血液循环,促进组织修

① 倪玉婷. 中医摩法在儿童哮喘的临床应用前景[J]. 光明中医,2014,29(8):1608
-1609.

② 倪玉婷,孙素涛,等. "平喘摩法"治疗小儿哮喘临床疗效观察[J]. 吉林中医药, 2012, 32(10): 1062 - 1063.

③ 谢克谦. 药摩法治疗急性软组织损伤85 例[J]. 按摩与导引, 2005, 21(8): 17
-18.

复,用药摩法对急性软组织损伤进行治疗有显著效果。

（二）擦法

【定义】

用指掌的一定部位附着于体表,稍向下用力,作快速的直线往返运动,于体表发生摩擦产生热感的手法称之为擦法。

【分类】

擦法分为:掌擦法、大鱼际擦法、小鱼际擦法、拇指擦法、四指擦法五种。

【操作方法】

1.掌擦法:施术者以手掌的掌面贴附于施术部位,腕关节伸直,以肩关节为支点,上臂主动运动,通过肘、前臂和腕关节使手掌面做前后往返移动,以温热或透热为度。

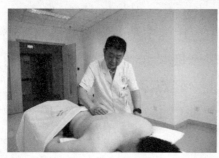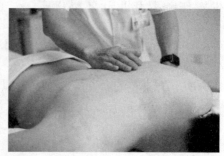

掌擦法

2.大鱼际擦法:施术者以大鱼际贴附于施术部位,腕关节伸直,以肩关节为支点,上臂主动运动,通过肘、前臂和腕关节使大鱼际做前后往返移动,以温热或透热为度。

3.小鱼际擦法:施术者以小鱼际贴附于施术部位,腕关节伸直,以肩关节为支点,上臂主动运动,通过肘、前臂和腕关节使小鱼际做前后往返移动,以温热或透热为度。

4.拇指擦法:施术者将拇指指腹着力于体表,其余四指自然伸直固定局部,腕关节屈曲,通过掌指关节及腕关节的屈伸运动带动拇指在体表来回摩擦。

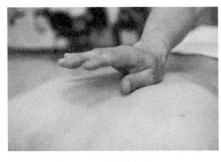
大鱼际擦法

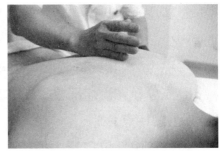
小鱼际擦法

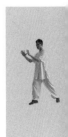

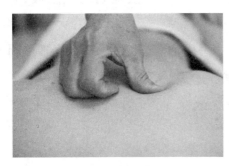
拇指擦法

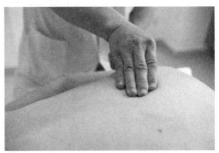
四指擦法

5.四指擦法:施术者将四指并拢伸直,以四指的螺纹面着力于体表,腕关节微屈,以肘关节为支点,肘关节及腕关节的屈伸活动带动手指在体表来回摩擦。

【操作要领】

1.施术部位紧贴体表、压力适度,须直线往返运行。往返的距离宜长(指擦法除外)。

2.动作连续不断而有节奏,操作频率为 100~120 次/分。

3.上肢放松,腕关节平伸,前臂与腕骨处于同一水平,肩关节的屈伸活动为动力源(指擦法例外),带动着力部位做直线运动。

4.四指擦法应以肘关节为支点,前臂为动力源,摩擦的距离较

61

短;拇指擦法应以腕关节为支点,腕关节的屈伸活动为动力源,摩擦的距离最短。

5.擦法操作以温热或透热为度。即施术者在操作时感觉到擦动所产生的热已进入受术者的体内,并与其体内之热产生了呼应,此时可称为"温热或透热",一透热,应立即结束手法操作。

6.充分暴露治疗部位。

【手法特点】

擦法适用部位广泛。拇指擦法和四指擦法擦动的距离短,故擦动的范围较小,多用于面额部、颈项部;掌擦法擦动的范围大,多用于胸胁及腹部;小鱼际擦法多用于肩背腰臀及下肢部;大鱼际擦法在胸腹、腰背、四肢均可应用。擦法压力轻,摩擦力强,局部有明显的温热感,局部可出现潮红、痧线、瘀点、又有清热、透热之功。

作用:具有温经通络、祛风除湿散寒、行气活血、消肿止痛、宽胸理气、调理脾胃、温肾壮阳等作用。

【适应证】

1.咳嗽、哮喘、肺气肿等呼吸系统疾病,可以横擦胸部和直擦背部膀胱经,以宽胸理气、止咳平喘,配合按揉风门、肺俞、心俞及胸胁部摩法应用。

2.腹胀、腹泻、消化不良、胃下垂等消化系统病症,直擦背部膀胱经、横擦腰骶部和两下肢足三里,可于脘腹部摩法、揉法配合应用。

3.四肢伤筋、软组织肿痛、风湿痹痛等运动系统疾病,可采用指擦患部,配合局部摩法以行气活血、消肿止痛。

4.阳痿、遗精、月经不调、女子不孕等生殖系统疾病,宜用横擦肾俞、腰骶部以温肾壮阳、暖宫调经,可与腰骶部和少腹部的摩法配合使用。

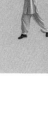

5.头痛、眩晕、高血压等疾病,可用拇指擦法擦印堂、太阳、迎香等穴位。

6.外感发热、阳明热证等热证,宜用重擦法擦背部膀胱经,使局部出现潮红、痧线。

【注意事项】

1.不可擦破皮肤,为保护皮肤,常结合使用冬青膏、红花油等介质操作。

2.压力适中,如压力过大则手法重滞,且易擦破皮肤。压力过小不易生热。

3.医生要注意呼吸自然,不可屏息操作。

4.结束时的常用手法。擦法操作后,一般不宜在该施术部位再使用其他手法,避免皮肤损伤。

5.擦法需直接在体表操作,应注意室内保暖。

【现代研究】

1.韩露轩[①]认为擦法频率在 100～120 次/分要优于 160～180 次/分,冬青膏作为介质在临床中的应用价值要高于凡士林。

2.李春燕[②]认为运用擦法时,由于摩擦的频率力度和吸定的深度不同,故而产生的效果也不同,擦法不仅能温补,也可以达到清泻实火和滋阴清火、清热凉血的目的。

3.祁小非[③]运用擦法佐以走罐治疗颈背肌筋膜炎(风寒湿型)在症状、体征评分以及总有效率方面均优于常规推拿治疗。擦法佐以走罐治疗颈背肌筋膜炎比常规推拿治疗在疗效方面优势

① 韩露轩. 擦法频率和介质的相关性研究[D]. 南京中医药大学, 2016.
② 李春燕. 推拿擦法的"补"与"泻"[J]. 长春大学学报, 1999, 9(4): 72-74.
③ 祁小非. 擦法为主配合走罐治疗颈背肌筋膜炎(风寒湿型)的临床研究[D]. 山东中医药大学, 2016.

明显。

（三）搓法

【定义】

用双手指、掌或指掌相对紧贴于受术部位或单手、双手掌面着力于体表，作方向相反，自上而下地来回摩擦揉动的手法称为搓法。

【分类】

根据操作方法的不同可以将搓法分为夹搓法和推搓法两种。

【操作方法】

1.夹搓法：术者取马步，双腿下蹲，上身略前倾，用双手指、掌或掌指相对用力夹住操作部位，以肩关节为支点，肩关节的主动屈伸运动带动双上肢作快速的相反方向的搓动，同时作上下往返移动。常用于四肢部、胁肋部操作。

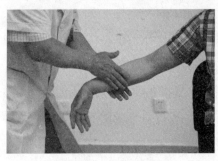
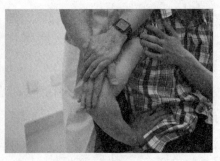

夹搓法　　　　　　　　　　　　　　　推搓法

2.推搓法：用单手或双手迭掌，掌面着力于治疗部位，以肘关节为支点，前臂部主动用力，快速的左右搓动时，作较缓慢的推去拉回的动作。常用于腰背部及下肢后侧操作。

【操作要领】

1.作搓法时，操作者应蓄腹收臀，沉肩坠肘，肩肘关节放松，双手自然。患者肢体宜放松，不可绷紧。

2.上身稍前屈,双手掌对称用力,劲要含蓄。

3.夹搓法挟持力均匀柔和,以挟持住为宜,搓动频率快,速度由快到慢,由慢到快,上下移动要慢,即"紧搓慢移"。

4.整个操作过程要协调,一气呵成。搓动时掌面在施术部位体表有小幅度的位移,患者有较强的松动感。

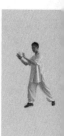

【手法特点】

搓法刺激量中等,舒适和缓,较多用于胁肋部、腰背部、四肢部。

作用:具有调和气血、疏经通络、疏肝理气、解痉止痛等作用。

【适应证】

1.肢体痹痛、肩背痠痛、关节活动不利等症。肢体痹痛、关节活动不利多用夹搓法:肩部及上肢部疾病如漏肩风、肱骨内(外)上髁炎等,常配合抖法运用,作为治疗结束手法;膝部及下肢部疾患如退行性膝关节炎、膝关节软组织扭伤、腰腿痛、小腿转筋等常配与揉法、擦法、拿法等配合使用。肩背痠痛,腰背强痛,多用推搓法于局部操作。

2.胸闷、胸胁屏伤、气喘及肝郁气滞所致的头晕头痛、失眠等症。此时运用夹搓法搓胸胁,可配合擦、摩胸胁使用。

【注意事项】

1.手法施力要深沉,但不可用暴力,以免损伤皮肤;亦不可用力过重,以防造成手法呆滞。

2.施术时双手用力对称,搓动要快,移动要慢。指、掌、腕配合协调,动作要轻快灵活,力量要均匀连贯,快慢适宜,以皮肤发热为度。

3.施术者不能屏气,呼吸自然均匀,借助膝关节的屈伸来完成由上至下的搓动操作,避免弯腰操作;在搓上肢时候术者注意搓动

65

方向,避免指尖挫伤患者。

4.搓法为临床常用的辅助手法之一,常用于肩及上肢部,多在推拿治疗结束时使用。

【古籍相关叙述】

1.搓五经。五经,即五指端也。以大指食指合搓之,能动脏腑之气。(《按摩经》)

2.搓食指。按:关上为风关,关中为气关,关下为命关。大指、中指合而直搓之,能化痰。(《按摩经》)

3.搓涌泉。(穴注上。)左手搓向大指,则止吐。右手搓向小指,则止泻。(《按摩经》)

4.搓脐下丹田等处,以右手周遭搓摩之,一往一来,治膨胀腹痛。(《按摩经》)

【现代研究】

搓法中含有擦、揉、摩等多种运动成分,按操作方式及部位可分为:双手掌对称用力,做环转搓摩运动,称为搓摩法;用手掌夹持肢体对称用力作前后搓动,并使肢体随之转动,称为搓转法;用双手掌对称用力,搓揉肩部的,称为搓揉法;用双手掌将肩托起作搓揉动作,称为抱揉肩法。

诸多文献对搓法的分类存在差异,不少教材把"搓法"归为摩擦类手法,如上海中医药大学所著《推拿学》[1]、王国才所著的《推拿手法学》[2]、王之虹所著《推拿手法学》[3]等;而赵毅等所著《推拿

[1] 上海中医学院.推拿学[M].上海:上海人民出版社,1975:19.
[2] 王国才.推拿手法学[M].北京:中国中医药出版社,2007:109 – 274.
[3] 王之虹.推拿手法学[M].北京:人民卫生出版社,2012:52.

峨眉伤科疗法流派
——罗氏手法精粹

手法学》①②把"搓法"归为挤压类手法,此外王云凯所著《中华推拿大成》③把"搓法"归为搓法类;周信文所著《推拿手法学》④把"搓法"同归为对称用力手法;亦有学者根据"搓法"强调其相对用力,可归入挤压类(按拿类),或者强调其来回搓揉,可归入摩擦类,而将把"搓法"归为按拿类手法,强调其相对用力⑤。

(四)抖法

【定义】

以双手或单手施力,以一定频率使治疗部位作连续的小幅度的上下颤动,使肌肉、关节有轻松感,达到放松肌肉、关节目的的手法。按照操作方法的不同分为背抖法和按压抖动法两种。

1. 背抖法

【定义】

医患两背相对,医者将患者反背后对腰椎进行牵引、摇晃和抖动的方法,称为背抖法。

【操作方法】

背抖法的操作方法:术者与患者背靠背站立,医生双足分开,与肩同宽,呈半蹲位;患者双足并拢、直立。术者两臂分别自患者腋下穿过,揽住其双臂,然后弯腰、屈膝、挺臀,将患者背起,使其双脚离地,略使患者身体下滑,使术者臀部尽量抵在患者腰痛明显的区段正中部分,短暂维持,以牵引患者腰脊柱;嘱患者双腿自然下

① 赵毅,王诗忠.推拿手法学[M].上海:上海科学技术出版社,2009:41 – 104.
② 赵毅,季远.推拿手法学[M].北京:中国中医药出版社,2013:65 – 67.
③ 王云凯.中华推拿大成[M].石家庄:河北科学技术出版社,1995:393 – 394.
④ 周信文.推拿手法学[M].上海:上海科学技术出版社,2000:60 – 149.
⑤ 严晓慧,严隽陶.推拿手法分类的规范化研究[J].中医学报,2017, 32(5):875 –878.

垂,腰背松弛;然后术者腰臀部用力做小幅度的左右摆动或上下抖动,以使患者腰部放松;待其腰部放松后,做快速的伸膝挺臀动作,同时以臀部着力轻度颤动或摇动患者腰部。以上动作可操作半分钟至1分钟。多用于腰扭伤及后伸功能受限明显者。

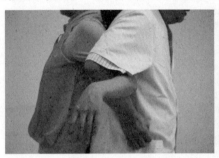 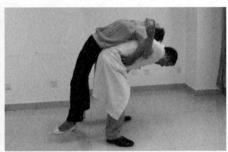

【操作要领】

(1)医者两腿成马步,站立稳定,医患肘部要相互勾紧。

(2)患者被背起时应充分放松身体,自然呼吸,头向后仰,身躯紧靠在术者背上,两腿自然下垂。

(3)术者做伸膝挺臀动作时,动作协调连贯,要掌握好臀部用力的大小,控制好患者脊柱后伸的幅度。

(4)操作时术者的臀部以能着力于患者的腰骶部为宜,如术者较矮,可以站立在牢固的矮凳上进行操作。

【手法特点】

背抖法主要用于胸腰椎病变,对轻度脱位可以整复,有松弛椎体的作用。

作用:舒筋通络、滑利关节、整复脱位等作用。

【适应证】

常用于治疗腰脊柱疾病。

(1)腰椎后关节紊乱、滑模嵌顿等病症,应用背抖法常能立即见效,病人症状完全消失,无需使用其他手法。

(2)急性腰扭伤,常先针刺人中或后溪透合谷等治疗使腰部肌肉痉挛缓解,然后采用背抖法,背后配合腰部的点法、揉法、按法操作。

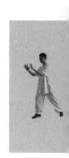

(3)腰椎间盘突出症,使用背抖法可使突出物还纳或移位,有利于神经根受压症状的解除,但在腰椎间盘突出症急性期疼痛剧烈时不宜使用,另外,中央型大块突出者也不可使用背法治疗。

【注意事项】

(1)注意衡量患者的体重与术者自身的力量比,避免因负荷过重影响动作完成,甚至损伤术者。

(2)操作的时间不宜过长,如操作时间过长,可导致患者脊柱长时间过伸,颅内压升高而出现头晕、头痛、恶心、呕吐等不良反应。

(3)操作时要根据患者的体质、病情、耐受力调整挺臀的力量、速度,避免猛使暴力。

(4)操作完毕后,将受术者缓慢放下时,要注意保护好患者,避免因体位行改变或颅内压的改变而失衡跌倒。

(5)注意背抖法施用的禁忌证:如腰部持续紧张、痉挛者,疼痛较剧烈者禁用;年老体弱或有较严重的骨质增生、骨质疏松及其他骨病者禁用;有严重的心胸疾患者禁用;有高血压病史,严重眩晕、恶心、呕吐等症状者慎用。

【现代研究】

研究者通过采用动态捕捉系统和三维测力台采集后伸背法运

动学和动力学数据。[1] 结果:后伸背法在操作前受试者腰部后伸角度约为(14.65±3.83)°,操作瞬间受试者腰部后伸角度约为(18.16±3.32)°,背法瞬间腰部角度加大(3.51±1.80)°,操作时间约(0.23±0.07)秒,在操作瞬间,施术者足底合力值变化约(967±120)N。后伸背法操作是施术者弯腰、屈膝、伸膝、挺臀的过程。其挺臀发力过程是瞬间动作,主要特征是发力时间短,力量大。

2. 按压抖动法

【定义】

医者以单手或双手手掌按于受术者腹部或腰部,使腹部或腰部以固定频率抖动的手法。

【分类】

分为腹部按压抖动法和腰部按压抖动法两种。

【操作方法】

(1)腹部按抖法的操作方法;术者以单手手掌按于腹部,以内动之劲,使手腕抖动,继而带动腹部抖动。

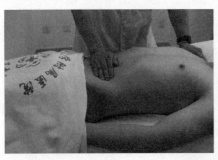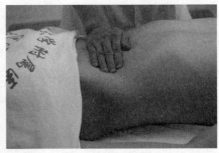

腹部按抖法

① 贾文端,于天源,刘卉,等. 后伸背法操作特征的运动学和动力学参数分析[J]. 中华中医药杂志,2016(8):3246-3249.

（2）腰部按抖法的操作方法：此法有两种操作形式，单人操作与双人操作。前者，患者取俯卧位，施术者以一手按于患者腰部，另一手叠按在该手掌背部，适当加压，嘱患者放松，张嘴自然呼吸，术者肩膀放松，手腕为半松弛状，借助患者腹部的张力以双肘关节的屈伸做上下起伏的按压抖动患者腰部。后者，患者两手攀住床头。助手握住患者小腿远端向下牵引1分钟。医者两手重叠对准患者腰部痛点进行按压抖动。

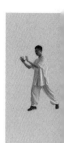

【操作要领】

（1）腹部按抖法操作时，患者仰卧位，两下肢屈曲并稍分开，腹部放松，自然呼吸，不可闭气或与术者手法抵触。术手手腕及五指要保持放松，以手掌心盖住神阙穴，掌根置于气海穴，中指置于中脘穴，以手腕抖动，继而带动腹部抖动。

（2）腰部按抖法，单人操作，受术者俯卧，术者站与受术者侧方，双手叠按于其腰部中段，多为腰三节段，腕部保持适当松弛，以肩部为支点，由肘关节的快速屈伸带动腰部的抖动；双人操作，受术者俯卧，双手攀住床头，助手以双手分握受术者小腿远端以一定的力度持续牵引，术者，站于患者一侧，以双手手掌叠按于患者腰部痛点处进行按压抖动。此外腰部按抖法单人操作时亦可在受术者前胸及耻骨部联合各垫1~2个枕头，使其腰腹部悬空，施术者站于一侧，双手叠按于腰部，嘱受术者张口自然呼吸，术者随受术者呼吸有节律的按压抖动其腰部，手法强度以受术者耐受为度，此法亦可称作为"腰腹悬空按抖法"。

【手法特点】

按抖法适用于脾胃不健、肾亏腰痛等。

作用：舒筋通络、滑利关节等作用。

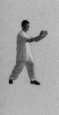

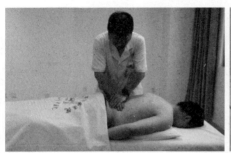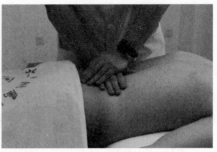

腰部按抖法

【适应证】

(1)脾胃虚弱、腹胀等症,多在点按穴位如中脘、足三里、关元等穴位的基础上,配合使用摩法、一指禅推法、揉法等手法操作,在腹部操作抖动时间可操作 3~5 分钟,以腹内部发热为佳。

(2)腰肌劳损、腰椎间盘突出、腰扭伤等引起的腰部疼痛,多在腰部肌肉充分放松的基础上操作,故而常为腰部收式先后发之一,常放松手法如擦法、揉法、按法等操作结束后操作,可用于松解小关节紊乱,松解嵌顿。

【注意事项】

(1)按抖法受术者以张口,自然呼吸,术者配合受术者的呼吸,借助受术者的呼吸动度起伏之力,节约体力。

(2)腰部按抖法操作时要根据患者体型选择单人操作还是双人操作,单人操作适用于体型较小的受术者,双人操作由于借助助手的牵拉作用其松解作用更佳明显。

(3)手法操作过程中施术者宜自然呼吸,不可闭气操作。

(4)腰部按抖法按压的力量由轻到重,抖动频率由慢到快。

【现代研究】

按压抖动法的现代研究,以临床研究为主,治疗的疾病主要为腰椎间盘突出症,治疗时常在牵引或配合其他推拿手法如按法、揉法、滚法等充分放松腰部肌肉的基础上施予按压抖动法,可以明显地缓解患者腰部疼痛不适,通过腰部的抖动可以解除腰部的组织嵌顿,使错位的小关节得以纠正,以使"骨错缝,筋出槽"得到纠正而缓解根性症状①②③④。

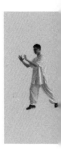

（五）振法

【定义】

将指端或手掌等部位紧贴体表治疗部位上,通过屈肌群和伸肌群交替的强直性静力性收缩,产生快速而强烈的振动,使治疗部位产生高速振动的手法称为振法。

【分类】

根据着力部位的不同,分为指振法、掌振法、趾振法。

【操作方法】

取坐势时,术者端坐于凳,髋膝屈曲90°,双足分开与肩等宽,平放在地上;取站势时,术者双足分开与肩等宽,足掌踏实,两膝微松。右肩关节外展约30°,右上肢向前外方自然伸出,掌面向下,前臂处于内旋位。将中指或手掌自然按放在治疗部位上,不要主动加压支撑。整个上肢肌肉放松,肘关节屈曲至90°~100°,自然下垂。

1. 指振法:施术者以食指、中指指端垂直置于受术者治疗部位

① 赵友,王昌兴,王伟东,等. 牵引按抖法治疗初次发作腰椎间盘突出症疗效观察[J]. 江西中医学院学报,2012,24(04):12–13.

② 吕柱文,杨映军. 牵引按抖法加子午流注取穴法治疗腰椎间盘突出症[J]. 湖北中医杂志,2011,33(03):56–57.

③ 许清枝. 推拿治疗腰椎间盘突出症54例临床体会[J]. 中国实用医药,2007,(11):76–77.

④ 张群保. "腰部悬空按抖法"治疗腰椎间盘突出症52例疗效观察[J]. 按摩与导引,1990,(02):18–17.

的穴位上,其余手指自然并拢,指掌关节屈曲 90°～100°,腕关节略屈,注意力集中于指端,以前臂屈肌群和伸肌群交替的强直性静力性收缩,带动手指在治疗部位做连续、快速的振动,并使之通过指端传递到机体,使受术部位产生温热感、松动感。

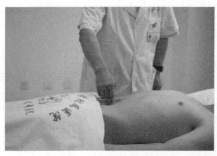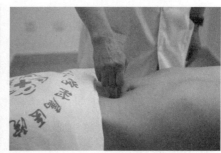

指振法

2.掌振法:施术者以手掌平覆于治疗部位,肘略高于腕,腕关节放松,意念集中于掌心劳宫穴,以前臂屈肌群和伸肌群交替的强直性静力性收缩,带动手掌在治疗部位做连续、快速的振动,并使之通过掌心劳宫穴传递到机体,使受术部位产生温热感,松动感。

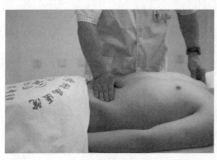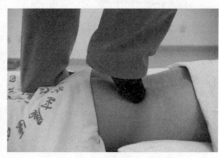

掌振法　　　　　　　　　　　　　　趾振法

3.趾振法:施术者以足大趾趾端着力于治疗部位,踝关节放松,意念集中于趾端,小腿屈肌群和伸肌群交替的强直性静力性收缩,带动足趾在治疗部位做持续、快速的振动,并使之通过趾端传递到机体,在治疗部位内产生舒松和温热感。

【操作要领】

1.施用振法时,着力部位应紧贴皮肤。

2.振动通过前臂或小腿屈肌群和伸肌群交替的强直性静力性收缩产生,其他部位要尽量放松。

3.注意力要高度集中于施术部位,以意领气,发出振动,并将振动传达至治疗部位的深层。

4.要有较高频率的振动,一般认为,振动的频率要达到每分钟400～600次,振动幅度要小,不能使肢体产生抖动或摆动。

5.操作时要放松,自然而有节律的呼吸,不能屏气。

【手法特点】

振法具有"动则升阳"的特点,治疗部位易产生舒适、温热感,较多用于头、胸、腹及脊柱部。

作用:具有提神醒脑、温中散寒、消积导滞、温阳益气等作用。

【适应证】

1.头痛、失眠、焦虑等神志类疾患,常采用指振太阳、印堂,掌振百会等穴,以提神醒脑。

2.消化不良、胃脘痛、胃下垂等脾胃疾患,可采用指振中脘或掌振脘腹部以温中散寒、行气止痛、消食化积,常配合胃脘部的按揉法、摩法;可用掌振百会以升举阳气治疗胃下垂等中气下陷的疾患。

3.咳嗽、气喘、胸闷不舒等胸部疾患,常用指振膻中穴,以宽胸理气,可配合胸胁部的推法、搓法、摩法。

4.痛经、月经不调、宫冷不孕等妇科疾患,多用掌振少腹部、腰骶部,常配合横擦腰骶部,少腹部的摩法等治疗,以调经活血、暖宫散寒。

5.腰椎间盘突出症、腰肌劳损、坐骨神经痛等腰臀部疾患,常用趾振腰部阿是穴、腰阳关及臀部环跳穴等配合罗氏踩跷法治疗。

【注意事项】

1. 操作时除主动静止性用力外,其余部位不要做故意的摆动及颤动,也不可向施术部位施加压力。

2. 着力部位自然贴附体表,既不可离开体表,也不可施加压力。

3. 操作要通过手与局部的共振传导至深层组织和远端,使治疗部位产生温热感及松动感,并从操作部位向周围扩散。

4. 观察患者对手法的反应,如有不适应立即停止。

5. 振法的禁忌证:急性高热;骨折、骨裂;坏血症或白血病;脓肿;湿疹、癣、皮疹等;出血体质;高血压、怀孕、月经期间经量过多者。

【古籍相关叙述】

"养生方导引法云:极力左右振两臀,不息九通,愈臀痛劳倦,风气不随。""偃卧,合两膝,布两足,伸腰,口纳气,振腹自极七息。除壮热疼痛,两胫不随。"(《诸病源候论·风身体手足不随候》)

"外振手三遍,内振三遍,覆手振亦三遍。"(《备急千金要方·养性按摩法第四》)

【现代研究】

现代研究发现:张氏[1]通过总结以往文献发现振法通过高频运动,可以加快局部的肌肉的运动和新陈代谢,并有明显的热效应;振法能引起血液和淋巴液流动的动力学变化,通过其高频振动,扩张毛细血管,降低血液流动的外周阻力,减轻内脏瘀血;振法通过

① 张仲博,房敏,蒋诗超,等.振法的生物力学研究进展[J].辽宁中医杂志,2012,39(11):2323-2325.

改善细胞的活动,影响细胞因子的作用从而对局部疲劳,肌肉痉挛特别是运动系统疾病有很好的疗效。耿楠[1]等认为 掌振法的振动频率具有一定的运动学规律,在手部、腕部各个关节是协调统一的振动,振动频率在300~400次/分钟。

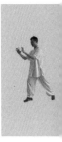

治疗上,宋氏[2]认为点振法为主治疗椎动脉型颈椎病临床疗效显著,可以有效缓解患者眩晕、疼痛等症状。范氏[3]提出适当的振动能使骨折断端受到机械的刺激产生应变,是诱导骨痂形成的条件,在一定时间内介入间歇振动可有效促进骨折愈合速度和质量。杨氏[4]通过对患肢穴位及腹部的振动治疗梨状肌损伤综合征,收效明显。

（六）颤法

【定义】

将指端或手掌等部位紧贴体表治疗部位上,通过屈肌群和伸肌群交替的主动收缩,产生快速而强烈的颤动,使治疗部位产生高速颤动的手法称为颤法。

【分类】

根据着力部位的不同,可分为指颤法和掌颤法两种。

【操作方法】

1.指振法:施术者以食指、中指指端垂直置于受术者治疗部位

① 耿楠, 刘迪, 刘卉.掌振法振动频率的运动学分析[J].中华中医药杂志, 2016, 31(12): 5355 – 5357.

② 宋大龙, 周晓柯, 焦凡. 点振法为主治疗椎动脉型颈椎病72例[J]. 河南中医, 2015, 35(04): 893 – 895.

③ 范真, 宋新, 郝洪, 等. 振动法对骨折后骨质结构和功能的影响[J]. 中国临床康复, 2006,(45): 168 – 169.

④ 杨玉. 振法治疗梨状肌损伤综合征150例临床报告[J]. 按摩与导引, 2008, (01): 36 – 37.

的穴位上,其余手指自然并拢,注意力集中于指端,以前臂屈肌群和伸肌群交替的强直性静力性收缩,带动手指在治疗部位做连续、快速的振动,并使之通过指端传递到机体,使受术部位产生温热感、松动感。

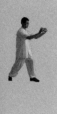

1. 指颤法:受术者仰卧。术者立于其一侧,肘关节屈曲呈120°~140°以食、中二指或食、中、无名三指螺纹面置于施术部位或穴位上,有意识地主动用力,注意力集中于施术部位,通过肘关节或腕关节节律性的主动屈伸运动,带动手指产生快速小幅度的一压一放动作,使受术部位连同术者手指一起颤动,使受术部位产生松动感、温热感。

2. 掌颤法:受术者仰卧。术者立于其一侧,肘关节屈曲呈120°~140°用掌心劳宫穴对准施术部位主穴,有意识地主动用力,注意力集中于施术部位,通过肘关节或腕关节节律性的主动屈伸运动,带动手掌产生快速小幅度的一压一放动作,使受术部位连同术者手掌一起颤动,使受术部位产生松动感、温热感。

【操作要领】

1. 前臂和手部要主动颤动。振法是手臂部的肌肉静止性用力,而不做其他的主动运动。而颤法除手臂部的肌肉需要绷紧外,要进行主动的运动,这种运动形成了外在可见的颤动波。

2. 要有一定的颤动频率。颤法的运动频率一般认为在每分钟200~300次。

3. 要有一定的压力。操作时对施术部位要施加适合的压力,既不过重,又不能过轻,用力过大易造成受术者腹部不适,过轻用力则不会产生治疗作用,以出现术者的手臂颤动传递为宜。

4. 在做腹部颤法时,仔细感受手下感觉,主动调整颤动频率,主动施加压力,放松使受术部位弹起,使术者着力部位同患者受术部位频率一致,动作持久协调,才能使颤动波传递更深。使动作更加协调。

【手法特点】

颤法与振法外形相似,功用相近,易于混淆,有的甚至混称为"震颤法",应加以区别。相较于振法,颤法的行气作用较强,但温热作用较差。

作用:消积导滞、行气止痛、温阳益气、行气舒肝等作用。

【适应证】

1.作用于腹部时,有通行腹气、调理胃肠功能的作用。用于治疗脾胃虚弱引起的消化不良、腹胀、饮食积滞,可指颤上、中、下三脘,掌颤脐部,常于揉胃脘、天枢等方法配合使用。

2.作用于少腹部时,有调经活血、暖宫散寒的作用。用于治疗痛经、月经不调、宫冷不孕等妇科疾患,多用掌颤少腹部、腰骶部,常配合横擦腰骶部,少腹部的摩法等治疗。

3.作用于腰部时,可用于肠梗阻及预防术后肠粘连,以及腰椎间盘突出症的治疗。

【注意事项】

1.颤法对术者体能消耗较多,应注意自我保护,避免屏气。

2.操作要使治疗部位产生松动感、温热感。

【现代研究】

李氏[①]发现中医推拿颤法能促进脑卒中痉挛性偏瘫患者运动功能和日常生活活动能力的恢复。

① 李惠兰,徐基民,卢虎英,等.中医推拿颤法对脑卒中痉挛的影响[J].中国康复理论与实践,2012,18(5):456-457.

四、顺类手法

根据中医辨证理论,伤科疾病病因有有形、无形之分,有形为痰液精血、肌肉筋骨等,无形为气机寒热等。有形不通,则痛有定处,按之结聚,其形固定;无形壅滞,则痛胀走窜,按之柔软,其形不定。故而在临床诊疗中须"循其经络腠理,辨其气血壅聚"、"分而顺之"、"松而顺之",使停滞之气血宣散畅通。其中"顺"类手法要求指力渗透、集中且运指自如,主要包括推法、击法、扫散法,适用于脊柱、四肢关节及头面部等疼痛性疾患,以及眩晕、失眠、腹胀、便秘、郁证等气机阻滞之症。

(一)推法

【定义】

以指、掌、肘部着力于一定的部位或经络上,紧贴体表作单方向的直线运动的手法称为推法,所谓"按而抑之,推而行之"。

【分类】

根据着力部位的不同推法分为:拇指推法、三指推法、掌根推法、鱼际推法、肘推法。拇指推法和三指推法适用于头面、颈项、四肢,掌根推法适用于胸胁部、腰背部,鱼际推法适用于头面、四肢,肘推法适用于腰臀、下肢等肌肉肥厚的部位。

【操作方法】

1. 拇指推法:用两手或单手拇指螺纹面着力于体表的一定部位,其余四指自然分开固定于体表,腕关节微屈,拇指向其余四指方向作单方向的直线推动。

2. 三指推法:施术者沉肩,肘关节微屈,腕关节放松,食中环三指并拢,指面着力,前臂主动向斜下方施力,带动皮下组织,作单向

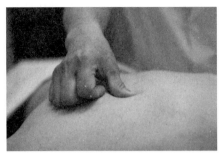
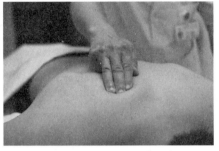
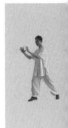

拇指推法 三指推法

直线匀速运动。

3.鱼际推法:用大鱼际或者小鱼际着力于体表,施术者沉肩,肘关节伸直,腕关节背伸,手指微屈,前臂主动向斜下方施力,作单向直线匀速运动。

4.掌根推法:以掌根按压于施术部位,施术者沉肩,肘关节伸直,腕关节背伸,手指微屈,掌根着力,前臂主动向斜下方施力,带动皮下组织,作单向直线匀速运动。

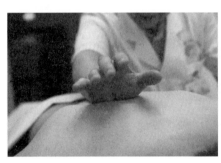
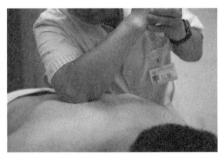

掌根推法 肘推法

5.肘推法:屈肘,将肘尖部着力于施指部位,以肩关节为支点,通过上臂向前斜下方的主动施力,带动皮下组织,作单向直线匀速运动。

【操作要领】

1. 平推法操作时，着力部位紧贴体表，压力均匀适中，带动皮下组织，推进移动应保持匀速，以达到滑而不浮，推而不滞的要求。

2. 宜顺着经络、肌纤维、动静脉方向移动，避开骨性突起。顺经络为补，逆经络为泻；上推为升，下推为降；顺静脉利于消肿，顺动脉利于活血化瘀。

3. 推法为单方向直线操作，不可歪斜。滑推时，既要有表皮间滑动摩擦产生热效应，又要使皮下组织产生温热感。

4. 指平推移动距离宜短，掌、鱼际、肘尖平推移动距离宜长。

【手法特点】

本法是临床最常用的手法之一，其刺激力较强，适用于全身各部位。三指推法，接触面较小，刺激较强，适用于头面、颈项和四肢部位；掌根推法，接触面积较大，刺激缓和，适用于胸、腹、背、腰和四肢部位。

作用：和调顺逆，导达通畅，理筋整复。

【适应证】

用于各种痛症及气机阻滞的病症。

1. 风湿痹痛、腰腿痛、软组织损伤、局部肿痛等病症。可用推法施术于夹脊、竖脊肌、颈肩、腰臀等部位，常配以拿法、揉法、㨰法、点按、弹拨法。

2. 胸胁胀闷不舒、烦躁易怒等气机郁阻病症。可用指推法、鱼际推法或者掌根推法施术于胸胁部、腹部，或者肝经、胆经、冲任脉循行路线上。常配以点按法、揉捏法。

3. 高血压、头痛、头昏、失眠等气机上逆病症。可用指推法、鱼际推法施术于桥弓、颈项、脊柱两侧部位，常配合按揉太阳、抹眉弓、摩腹等手法。

4.腹胀、便秘、食积不化等气滞中焦病症。可用鱼际推法或者掌根推法施术于腹部的经络上,常配以揉法、点按法、拿法等。

【注意事项】

1.为防止破皮,可配合使用冬青膏、红花油、滑石粉等推拿介质。

2.手法操作切忌以突发迅猛的暴力按压,宜以恒定压力、恒定速度带动皮下组织推移。

【古籍相关叙述】

1.《幼科推拿秘书》:"推者,一指推去而不返,返则向外为泄,或用大指,或用三指,穴道不同。"

2.《小儿推拿广意》:"凡推法必似线行,毋指斜曲,恐动别经而招患也。"

3.《推拿仙术》:"推者,医人以右手大指面蘸汤水于其穴处向前推也。"

【现代研究】

黄振刚等[1]认为推法能增加肌肉的兴奋性,促进血液循环,有舒筋活络之功效。配合其他手法,能有效治疗便秘、呃逆、眩晕、胃下垂等病症。推法所遵循的方向,按经络走向、按向离心方向、按伤处聚散方向、按肌纤维走向、按静脉回流走向、按动脉血运方向均有其应用价值,应根据具体病症辨证选择,以期在临床上达到较好的疗效。

① 黄振刚."推"法探究[C]:中华中医药学会推拿分会.中华中医药学会推拿分会第十四次推拿学术交流会论文汇编,2013,87-88.

（二）击法

【定义】

用拳背、掌根、掌侧、指端或桑枝棒击打体表的方法，称击法。

【分类】

分为拳背击法、掌跟击法、掌侧击法、指尖击法、桑枝棒击法等。

【操作方法】

1.拳背击法：施术者腕关节稍背屈，前臂外旋，通过肘关节的主动屈伸，以拳背为接触面，有弹性地击打受术者的体表，频率每分钟 120～160 次/分。

2.掌根击法：施术者手指微屈，腕略背伸，以掌根着力，有弹性、有节律地击打受术者体表，频率每分钟 120～160 次/分。

3.掌侧击法：施术者五指伸直并拢，腕关节伸直，以手的尺侧（包括第5指和小鱼际）着力，双手交替有弹性、有节律地击打受术者体表。也可两手相合，同时击打施治部位，频率每分钟 120～160 次/分。

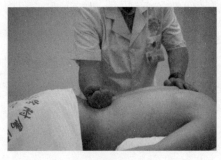 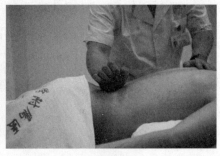

拳背击法　　　　　　　　　　　　　　掌根击法

4.指击法：施术者两手五指屈曲，以指端着力，有弹性、有节律地击打受术者体表，频率每分钟 120～160 次/分。

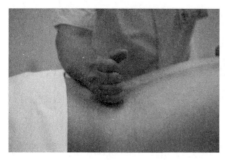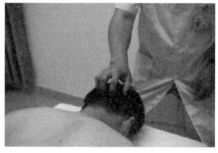

掌侧击法 指击法

5. 桑枝棒击法：施术者食指与拇指夹握拍打棒的手柄，腕关节放松，肘关节主动屈伸，有弹性、有节律地击打受术者的体表，频率每分钟 120~160 次/分。

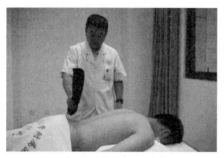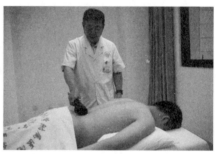

【操作要领】

1. 击打时用力要稳，含力蓄劲，收发灵活。

2. 击打时着力短暂而迅速，要有反弹感。

3. 击打的方向与体表垂直。

4. 击打的速度快慢适中，击打的力量应因人、因病、因部位而异。

【手法特点】

掌根击法主要用于腰骶部、下肢；侧击法主要用于颈肩部、四肢部；指尖击法主要用于头部；拳击法用于背部、腰骶、下肢；桑枝棒击法用于肩腰背部及大腿下肢小腿的后侧。

作用:击法多在治疗结束时应用,可增强体液循环及消除疲劳,有舒筋通络,宣散气血、祛瘀止痛的作用。轻击则疏散体表风寒湿邪,重击则振奋脏腑经络阳气。掌击法和侧击法可通过振动缓解肌肉痉挛,消除肌肉疲劳;指尖击法可开窍醒脑,改善头皮血液循环。拳击法、桑枝棒击法主要促进血液循环放松肌肉消除肌痉挛。

【适应证】

1. 颈椎病、四肢痹痛、腰椎间盘突出症、偏瘫、截瘫等疾病的治疗。

2. 头晕、失眠的患者可指尖击打巅顶百会、四神聪。

3. 痛经、月经不调等妇科疾病,在腰骶部的八髎穴上采用击法治疗,常配合谷、地机、三阴交、阴陵泉等穴位的按揉和点穴手法治疗。

【注意事项】

1. 禁止运用腕关节的拙力从而造成腕关节出现折刀样的突变动作,从而减少了手部的接触面积,使动作缺乏柔和感。

2. 操作的体表接触面应为肌肉丰厚处,尽量避免与骨突部、脊椎棘突或其他关节的骨突处发生猛烈撞击。

3. 在头部、心前区、两肾区操作时宜轻,避免造成损伤。

4. 有风心病、颅内疾患、高血压病史的患者忌用。

【现代研究】

1. 曹文斌[①]认为击法适用于各种粘连、损伤及功能性疾病等。其作用原理是通过刺激神经、肌腱、软组织以及脏腑、气血、经络

---

① 曹文斌. 浅谈击法在推拿治疗中的作用[J]. 按摩与导引, 1988,(03):30.

等,以起到分解粘连、疏通气血、通畅经络、调节机能等作用。

2.王朝荣[①]认为击法既具有波的特性,又具有动能特性,有很高的临床实用价值。腰痛伴下肢放射痛者,用击法检查的阳性率为80.77%,而用按压法检查其阳性率为6.15%。说明真正能将外力作用到椎间盘和神经根的是击法。

（三）扫散法

【定义】

扫散法指以拇指偏峰在颞、枕部进行轻快的擦动,其余四指自然分开随之做轻快的扫动。实质上是一种应用拇指桡侧和其他指端做快速的指擦法。

【操作方法】

以一手扶按住手术者一侧头部以固定,另一手拇指伸直,以桡侧面置于额角发际头维穴处;其余四指自然分开、微屈,指端贴附于耳后高骨处,食指与耳上源平齐。肘关节主动屈伸,带动拇指桡侧缘在头部做较快的擦动,擦动时去多回少,范围是额角至耳上。同时,其余四指在耳后至乳突范围内快速扫动。左右两侧交替进行,每侧扫散50~100次。或者双手同时一前一后操作,在头的两侧颞枕部同时交替扫动,频率120~160次/分。

【操作要领】

1.拇指偏峰与其余四指指端宜自然贴附皮肤,不可主动施用压力。

2.以肘为支点,肘关节主动屈伸带动腕及手指运动,腕关节要放松,带动五指快速地扫动。

3.操作时要保持患者头部的相对稳定,切勿造成头部的左右、

87

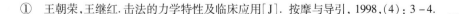

① 王朝荣,王继红.击法的力学特性及临床应用[J].按摩与导引,1998,(4):3-4.

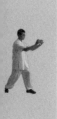

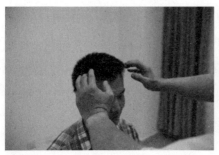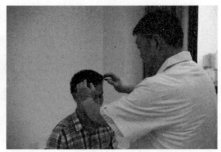

前后晃动。

4. 须将手指插入发间操作,避免牵拉头发作痛。

【手法特点】

扫散法接触面小,力道轻快柔和,刺激较轻,适于头面部腧穴。

作用:平肝潜阳、镇静安神、祛风散寒。

【适应证】

1. 风寒感冒、颈椎源性的高血压、偏头疼、失眠、神经衰弱等。

2. 治疗高血压时与推桥弓配合;治疗偏头痛,常与按揉太阳、率谷、头维及拿五经配合;治疗失眠、神经衰弱时,可与拿揉风池、风府配合;风寒感冒与拿肩井、揉太阳、擦督脉、膀胱经。

【注意事项】

1. 临床操作时,施术者可立于患者前面,也可站在患者后面,但是操作方法是从前向后的单方向擦动,不可来回搓动。

2. 手法刺激不可过重,充分体现"扫散"之意。

3. 避免头部晃动而出现不适感。

【现代研究】

1. 许宏杰[1]认为扫散部位隶属胆经,根据中医基础及经络理

① 许宏杰,孙武权. 扫散法操作规范化初探[J]. 光明中医,2016,(31):1670 - 1671.

论,肝胆互为表里,耳后穴位多属胆经,对头面部胆经穴位推拿具有清疏风热、平肝熄风、醒脑安神的功效。解剖结构示此处神经分布主要为耳大神经分布、枕大神经和枕小神经,血管主要以颞浅动脉、耳后动脉以及枕动脉为主,表面附以颞肌和枕额肌等肌肉组织。运用推拿手法对此处进行推拿可有效减轻肌肉痉挛,促进局部血液循环,改善大脑血流供应。

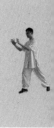

2. 韩璐①等运用头部胆经扫散和穴位点揉协同治疗阴虚阳亢型原发性高血压伴失眠患者,发现可有效改善患者中医证候,提高睡眠质量和生活质量,更好地控制血压。

3. 武亮②等用鱼际扫散法治疗骨伤科疾病取得良好的效果。具体操作是以一手托扶患者肿胀部位的相对面以固定,另一手掌自然伸直,以大、小鱼际或掌根置于肿胀部位的皮肤上,其余四指微屈上翘,离开皮肤表面,腕关节背伸,前臂主动运动,带动腕关节做较快的环转摆动(右手为逆时针,左手为顺时针),使大、小鱼际或掌根在皮肤表面环行摩动,频率在每分钟 220 次左右。其适用于全身各部位的皮肤,主要用于治疗骨伤科疾病在急性发作期的软组织瘀血肿胀疼痛,具有温经通络、散瘀止痛的功效。从现代医学的角度分析,新扫散法通过摆动扫散,对组织产生轻微震荡,沿着肌肉、筋膜、韧带、关节囊、滑囊、滑膜走行方向移动,可以起到理顺和修复的目的;对神经产生刺激并促使神经对该部位血液循环、淋巴循环和组织活性的调节;对血管产生轻微的挤压而使瘀血向四周扩散并加快水肿的吸收,促使损伤的病理产物吸收而缓解疼

① 韩璐,徐玉欣. 扫散法合点揉法治疗阴虚阳亢型原发性高血压伴失眠疗效分析[J]. 山东中医药大学学报, 2016, (40): 38 – 39.
② 武亮,梅荣军. 新扫散法在骨伤病急性损伤期的临床运用[J]. 中医药信息, 2006, (23): 38 – 39.

痛和肿胀;对周围淋巴系统的良性刺激使淋巴回流增强,促进免疫系统功能的有效发挥,而起到消炎镇痛的目的;对皮肤和皮下组织轻微的刺激可促使腺体的分泌和微循环的代谢,促进皮肤和皮下组织的恢复。

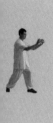

五、创新手法

(一)罗氏膀胱经推拿法

【定义】

罗氏膀胱经推拿法是综合运用㨰、揉、点、按、拨、擦、拍等多种手法,在背部膀胱经上进行操作的一系列手法套路。

【操作方法】

1. 患者取俯卧位,医者站于一侧,沿患者腰背部两侧竖脊肌及膀胱经用轻柔的摩法、掌根揉法上下往返操作 5～8 次,频率 100 次/分。

2. 用较重刺激的㨰法沿脊柱两侧竖脊肌上下往返治疗 5～6 遍,频率 120 次/分;自上而下大面积广泛的轻柔弹拨腰背部两侧膀胱经,弹拨频率 80 次/分,往返操作 2～3 次,使肌肉的痉挛明显减轻为度。

3. 轻柔按压天宗、风池、胃俞、肾俞、足三里,每穴 2～3 分钟,力度以微觉酸痛为度。于脾俞、肝俞、胃俞、肾俞、膈俞作深入的、较重的弹拨,弹拨频率 60 次/分,每穴 2～3 分钟,局部产生明显的温热感为度。

4. 自上而下直擦腰背部两侧膀胱经 2 分钟,频率 200 次/分,横擦腰骶部 2 分钟,频率 200 次/分,均以透热为度。

5.最后用虚掌拍击腰背部 2 ~ 3 分钟,频率 120 次/分,沿脊柱两侧骶棘肌从上往下,以皮肤微红为度。

【操作要领】

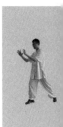

名称	着力部位、吸附点	动作要领及规范
擦法	掌背尺侧及小鱼际、第五掌指关节背侧	腕关节屈伸及前臂的旋转带动着力部位来回滚动
按揉法	掌根或指腹	前臂带动腕部或掌指部作环形运动,带动皮下组织
轻柔弹拨法	拇指指腹	沿肌肉间隙顺肌肉的边缘,通过拇指主动用力,横行拨动肌纤维或韧带
重度弹拨法	拇指指端	将拇指指端插入肌间隙或肌肉韧带的起止点处,通过拇指主动用力,横行拨动肌纤维或韧带
点按法	拇指指端	前臂与拇指主动发力,通过进行持续点压
擦法	掌小鱼际	前臂和上臂主动运动,带动腕及掌作快速的直线往返运动,不带动皮下组织
拍法	掌周边缘	前臂主动挥击,带动虚掌拍击体表

【手法特点】

其中弹拨手法是弹法和拨法的结合,在拨法的基础上,施以弹动之力,拨而弹之,弹而拨之。弹拨手法较之一般的推拿手法更加侧重于双手拇指、食指的运用,要求力度较大,能够较好的解痉止痛、松解粘连。

作用:行气活血、舒筋活络、松解粘连、解痉止痛、平衡气机、调理脏腑、导引阴阳、补益五脏。

【适应证】

1.疾病见诸局部肌肉痉挛、疼痛、麻木者。

2.疾病见诸神倦乏力、少气懒言、失眠多梦者。

【注意事项】

1.揉法、直擦法、弹拨法要顺畅。

2.拍法要有节律,力度均匀。

3.总体要求做到手法娴熟、动作柔和协调,以受术者耐受为宜,忌用暴力。

(二)罗氏太阳通络击法

【定义】

由罗才贵教授创立的使用桑枝棒击打足太阳膀胱经的手法,称为罗氏太阳通络击法。

【分类】

该手法属于击法中的桑枝棒击法,只有一种操作方法。

【操作方法】

罗氏太阳通络击法操作方法:手握桑枝棒一端,通过前臂的主动运动,带动腕关节的反复屈伸,使桑枝棒按照两轻一重的节律地击打在足太阳膀胱经,先操作背部膀胱经,颈部到腰骶部,先操作背部膀胱经 1 线,再操作背部膀胱经 2 线,然后操作双下肢,反复操作 3 ~ 5 遍。

【操作要领】

1.击打时用力要稳,含力蓄劲,收发灵活。

2.击打时着力短暂而迅速,要有反弹感,即一击到体表就迅速收回,不可有停顿和拖拉。

3.击打的方向要与体表垂直。

4.操作时肩、肘、腕放松,用力均匀,动作连续而有节奏感,击打的部位有一定的顺序。

5. 击打的速度快慢适中,击打的力量应因人、因病、因部位而异。

【适应证】

常用于背肌筋膜炎、四肢痹痛、腰椎间盘突出症、偏瘫、截瘫等疾病的治疗。

1. 腰椎间盘突出症:腰椎间盘突出症引起下肢疼痛者,用罗氏太阳通络击法操作下肢膀胱经,常配合腰臀部、下肢后侧拍法及侧击法治疗。

2. 背肌筋膜炎:背肌筋膜炎引起的背部膀胱经疼痛不适者,用罗氏太阳通络击法操作背部膀胱经1、2侧线。

3. 风湿痹痛、肢体麻木者,用罗氏太阳通络击法击打患肢的膀胱经,常配合患处的拿法、拍法使用。

4. 疲劳酸痛、肌肉萎缩、偏瘫、截瘫等症,可用罗氏太阳通络击法击打疲劳或萎缩的肢体膀胱经,常配合患处的拿法、揉法治疗。

5. 颈椎病:可用太阳通络击法拍打患侧颈项及上肢膀胱经,配合局部穴位点按,及颈椎扳法处理。

【注意事项】

1. 本手法刺激较强,在两肾区操作时宜轻,避免造成损伤。

2. 击打要避免使用暴力。

3. 严格掌握各种罗氏太阳通络击法的适应部位和适应证。

4. 有风心病、脑栓塞、高血压病史的患者忌用本法。

（三）罗氏镇定点穴法

【定义】

罗氏镇定点穴法指代针点按压穴位或病灶,点穴至局部组织酸、麻、胀,再停顿片刻的一种手法。

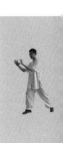

【分类】

1.拇指镇定点穴:使用拇指指腹镇定点穴。

2.中指镇定点穴:使用中指指腹或远端指间关节镇定点穴。

【操作方法】

先找准点穴部位:腧穴或肌肉起止点、肌间隙、劳损点、肌肉挛缩处等,再以拇指或中指指端点按在该部位。

拇指镇定点穴以拇指末端指间关节弯曲约成90°,另外四个手指和手掌扶在所点部位旁;中指镇定点穴以中指末端指间关节弯曲约成90°,或者近节指间关节屈曲。由轻到重逐渐加压,垂直用力,固定不移,以"得气"或患者耐受为度。操作时术者沉肩、肘关节伸直或屈曲,腕部伸直,当点穴至酸、麻、胀时稍保留压力片刻,最后再缓慢减轻压力。

【操作要领】

取穴准确,垂直用力,力量由轻到重,逐渐加压,用力时尽量手腕保持伸直,操作结束时缓慢卸力,切忌突然暴力加压与卸力。拇指、中指指间关节屈曲约90°,点按颈部穴位如颈臂穴等,应避开颈部动静脉,病人多会感到肩胛部胀痛,伴上肢至手指酸麻胀无力等反应。点按力量由轻到重,根据需要持续10秒至3分钟。操作结束时缓慢卸力,切忌突然暴力加压与卸力,使关节造成新的损伤。

【手法特点】

镇定点穴法刺激偏大,多用于肩部、四肢、头颈部及有压痛点等部位;关节粘连或者活动受限部位。

作用:具有通关开窍、以痛定痛、以通定痛等作用。

【适应证】

用于骨伤科疾病。

1.落枕、颈椎病、肩背部筋膜炎等引起的颈肩部疼痛、活动受限、肌肉紧张：常配合放松手法，点按风池、肩井、天宗、颈臂穴等穴位。

2.肩关节粘连、肘关节粘连及腰肌劳损、膝关节侧副韧带损伤、踝关节陈旧性扭伤：常于放松手法后点按肩部的天宗、肩髃穴，肘部的肱骨外上髁棘，腰肌劳损点，膝部韧带起止点，踝部的丘墟穴等。

3.椎动脉型颈椎病：可在枕骨下象限风池穴周围找到压痛点，并点按1~3分钟。

4.下肢感觉障碍：点按双侧腹股沟中点股动脉搏动处；点按时间不宜过久，治疗下肢麻木、感觉障碍。

用于内科疾病。

1.急慢性胃肠炎、便秘、功能性消化不良、肠梗阻等：以辨证选穴点按胃经郄穴梁丘、中脘、章门、阴陵泉、地机等穴位。

2.急性昏迷：点按人中穴。

用于妇科疾病。

月经不调、痛经、闭经、慢性盆腔炎等：以辨证点按中极、关元、子宫、次髎、肾俞等穴位。

用于儿科疾病。

1.小儿肌性斜颈：可在患侧胸锁乳突肌起止点处点按，并配合其他舒筋手法。

2.小儿消化不良、疳积、惊风、百日咳、小儿麻痹后遗症、呕吐、腹痛、便秘、夜啼、脱肛、遗尿、佝偻病等症。

用于五官科疾病。

如鼻炎、咽炎、近视、耳鸣、耳聋、牙痛、美尼尔氏综合征等。假性近视点按精明、攒竹、光明等穴位，耳鸣耳聋点按耳门、听宫、听会及海底穴，海底穴的定位为外耳道向内耳方向。

【注意事项】

1.临床应用时,可根据操作部位不同而有轻重之分,腹部操作时力量不宜过重,对有重度骨质疏松症及出血倾向的患者禁用本手法,对小儿操作时不宜过重。

2.镇定手法治疗时间不宜太长,以免患者第二天出现不适的感觉。

3.镇定点穴用力时力量要贯于指腹正中,不可用力于手指的尺侧或者桡侧,以免损伤手指。

【现代研究】

中医认为人体为一个有机整体,以"有诸内,必形于诸外",五脏六腑的病变,可以在身体外部以特定的形式表现出来:如压痛、结节、红肿等。通过手法点穴操作以通经络,行气血。经经络、气血而影响到相应的脏腑及其相关部位,直接调整五脏六腑的生理机能,相互之间的生克制化恢复平衡,而达到治疗疾病目的。

镇定点穴基于中医学脏腑、经络、气血等理论,将点按手法与脏腑经络穴位相结合,调节气血的运行,作用并影响相关脏腑,而调整机体的生理机能,消除症状,使机体康复;换言之借助神经系统的反馈调节反射性地调节加速病变部位的血液循环和改善新陈代谢,激活病变部位组织的修复与再生能力,而达到缓解甚至治愈疾病的目的,并通过影响相应神经递质如内啡肽、5 - HT 等的合成和释放而起到相应的止痛作用,与中医学"以痛定痛"的理论相合,通过在身体局部的挤压操作可以直接压迫促进局部的血液、淋巴液等的循环,进而起到加速局部循环及止痛等作用。

(四)罗氏趾压踩腰法

【定义】

用单足或双足着力,借助自身的重力有节律性踩踏受术者一定部位的方法,称踩跷法。踩跷法临床应用广泛,踩踏的力量沉稳着实,可深入骨间及脏腑,且施术者因以身体的体重化为手法之力,所以省力并持久。但踩跷法危险度较高,要求准确地掌握适应证及熟练的脚法。罗才贵教授在总结前人经验基础上,根据着力部位和特点,创立了罗氏趾压踩腰法。

【操作方法】

1. 先用常规松解手法,即擦揉、点按、拍击等。

2. 患者俯卧,胸部及下腹部各垫一枕,中腹悬空。医者手扶踩跷床支架,用此控制自身体重及平衡,双脚站在受术者腰部,先竖后横走动踩压腰背,然后从大腿向小腿部交替走动踩压,反复3遍。

3. 术者一脚站在床上,立于受术者腰部一侧,另一脚以足横掌擦搓腰腿后;再以足拇指沿膀胱经拨揉腰腿。

4. 双足轻踏腰骶部中央,足后部置于骶部,拇趾趾间关节尽量屈曲,以趾端正对突出部痛点,垂直向下、向内用力,足后部有节奏地适度起伏,靠医生自身重量和足部踩按力有节律地踩颤,冲击力度可达 100～120kg,同时保持趾压力度,单次最佳踩跷时长为30秒,一般反复操作2次,操作持续约1分钟。

5. 最后令患者仰卧,腰部垫枕休息 10～15 分钟,使腰部保持过伸位,在腰部肌肉、后纵韧带的作用下使髓核尽量保持在相对稳定位置。

【操作要领】

1. 动作要连贯,适当吊力,手抓杠要稳,保持身体移动平衡,重心随左右脚轮换转移,滑推要顺畅,点按力度均匀,踩压有节奏感,震颤小幅快速,提拉踩压同时用力。

2. 踩跷的动作特点是以弹跳为主,从运动学角度将踩跷过程分为三个阶段(向上蹬伸阶段、屈膝蓄力阶段、向下发力踩跷阶段),发力特点为"两轻一重"。

3.踩跷时要有节律性,呈轻踏步样,足底离开体表不要太高,以身体重心能移至对侧足部即可。踩跷的速度快慢适中,常以每分钟踩跷75次左右为宜。

4.踩跷的力量、次数和时间根据受术者的体质状况和病情灵活调节,动作柔和协调,力度适中,以受术者耐受为宜,忌用暴力。在操作过程中如患者难以忍受或不愿配合,应立即停止,不可勉强。

【手法特点】

适用于背部、腰骶部、臀部和下肢后侧等肌肉丰满部位。本法刺激量较大,多用于体格强壮者。

作用:本法有疏经通络,行气活血,理筋整复等功效。

【适应证】

临床常用于腰椎间盘突出症、腰骶关节劳损、骶管囊肿、腰背筋膜劳损等腰腿痛疾病的治疗。

【注意事项】

1.临证时先要详查病情、明确诊断,必须严格把握适应证,做到心中有数、治疗有方。

2.操作力度要适中,根据受术者的体质,逐渐加重踩跷的力量和幅度,以受术者耐受为度,忌用蛮力。

3.嘱受术者随着施术者弹跳的起落,配合呼吸。即弹跳起时吸气,踩踏时呼气,切忌屏气,以防岔气。

4.踩踏要有节奏。

5.本法刺激量较大,应用时必须谨慎。对年老体弱或小儿,因病不能受力及有骨质疏松或其他骨质病变者禁用。

【古籍相关叙述】

《素问·异法方宜论》:"中央者,其地平以湿,天地所以生万物也众。其民食杂而不劳,故其病多痿厥寒热,其治宣导引按跷,故导引按跷者,亦从中央出也"。

《千金要方·养性》:"凡人无问有事无事,常须日别踏脊背、四肢一度;'头项若令熟踏,即风气时行不能侵人'。此大要,妙不可具论"。

《千金要方·按摩法》:"大坐伸两脚,即以一脚向前虚掣,左右同。立地反捞身三举,两手急相叉,以脚踏手中,左右同。起立,以脚前后虚踏,左右同"。

《仙授理伤续断秘方》:"凡胯骨从臀上出者,可用三两人,挺定腿拔伸,乃用脚中捺入"。

《伤科汇纂·手法总论》:"八法之外,又有推骨入窌秘法,或用肩头捐,或用足跟牮……牮者,或坐其上,或卧于地,两手将患人擒住,随用足跟牮去,比之用于推托,便捷甚矣"。

【现代研究】

1. 研究表明:踩跷治疗腰突症有明显的及时效应,依据踩跷的时效性确立最佳踩跷频率为1.25Hz,最佳踩跷时长为30秒。①

2. 从运动学角度将踩跷过程分为三个阶段:向上蹬伸阶段、屈膝蓄力阶段、向下发力踩跷阶段。踩跷法向上登伸阶段从运动学角度分析,主要活动是踝关节跖屈和膝关节伸直。主要涉及腓肠肌内段、比目鱼肌、股直肌的收缩;跖伸肌群、股二头肌、胫前肌群、半腱半膜肌、臀中肌的放松为主的运动。屈膝蓄力阶段参与肌群

---

① 罗建,金龙,罗才贵,等.三维有限元模型下的踩跷法时效性研究[J].四川中医,2017,35(9):148-151.

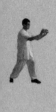

放电向积比较踩跷法蓄力阶段时从运动学角度分析,主要是跖关节背伸和膝关节屈曲。主要涉及腓肠肌内段、比目鱼肌、股直肌放松;跖伸肌群、股二头肌、胫前肌群、半腱半膜肌收缩为主的运动。踩跷法向下踩踏时,从运动学角度分析,主要是踝关节较蓄力阶段跖屈和膝关节伸直。主要涉及腓肠肌内段、比目鱼肌、股直肌收缩较前一阶段进一步收缩;踝伸肌群、股二头肌、胫前肌群、半腱半膜肌较前一阶段放松为主的运动。此阶段为踩跷发力阶段,操作的好坏直接影响治疗效果。[1]

3. 研究发现,踩跷法可以增大下位腰椎的椎间隙,扩大椎间孔的横径,使腰椎间盘内外的压力发生变化,从而恢复腰椎的曲度,改变突出物和神经根的空间关系。模拟踩跷腰椎棘突旁加压时,踩跷对下腰椎椎管有影响,压力越大椎管变化越大,随压力波动,下腰椎椎管容积也发生波动,椎间盘外压力即可发生波动,这对改善突出物与周围组织的关系有益,且随椎管内压力波动,将促进局部血循环,使受损神经根修复加速。[2][3]

4. 使用自主开发的人体局部加压器模拟踩跷在健康志愿者腰部 L4 - 5 椎间隙水平分级加压,同时行 CT 扫描,并实现脊柱腰段实时动态螺旋 CT 三维重建,测量相关数据在不同压力时的动态变化,分析压力变化与腰椎及周围附属结构动态变化的量效关系。结果发现:压力大小对腰椎曲度变化,L4 - 5 椎间隙前缘、正中和后缘高度,L5 - S1,正中高度变化,L4 - 5 左右椎间孔最大横径有

① 李庆兵,万义文,罗才贵,等.基于表面肌电技术的踩跷法研究[J].时珍国医国药,2015,26(9):2271 - 22731.

② 罗建.踩跷力学参数及生物力学效应机制研究[D].成都:成都中医药大学,2007,1 - 16.

③ 罗建,罗才贵,张冲.螺旋 CT 三维重建踩跷力学参数对腰椎椎间孔及椎管内切圆面积的影响[J].中国组织工程研究与临床康复,2008,12(30):5837 - 5840.

显著影响。各级压力状态与静息状态时腰椎曲度的比值、L4 - 5椎间隙前缘、L5 - S1,椎间隙正中高度比值呈极显著正相关。得出结论:踩跷对腰椎曲度变化、椎间隙高度、椎间孔最大横径有显著相关性,能改善其局部微结构。①

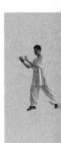

5. L4 - 5 棘突间左右旁开5cm处为趾压踩腰法的最佳操作部位,该区域有以下特点:多组肌肉的起止点附近、经常出现疼痛反应点、为垂直投影区人体重心受力区、多条经络循行、趾压踩腰时作用范围大等,通过此部位的施术可影响"腰 - 骶 - 髂复合体",松解腰骶部痉挛的肌肉,从而降低"腰 - 骶 - 髂复合体"软组织的张力和应力。并且对骶髂关节的附属结构和腰骶关节有直接或间接的力量传导,使隐存或潜在的"骨错缝、筋错槽"进行整复,恢复"腰 - 骶 - 髂复合体"的生物力学自然的动态平衡,从而达到治疗目的。

6. 张冲等的研究表明,踩跷可促进血液循环、加速炎性物质的代谢和排出、松解神经根粘连、纠正椎间关节错位、促使髓核回纳或产生回纳趋势;李义凯屈曲运动可导致椎间盘前部的厚度减小和椎间盘后部的进度增大。椎间盘后部厚度的增加暗示椎间盘纤维环后部和后纵韧带的拉紧。纤维环后部的拉长可以防止椎间盘内物质过度的向后运动并帮助减少椎盘后部的膨隆。且踩跷法配合腰痛灵栓治疗腰椎间盘突出症安全,能显著提高痊愈及显效率,明显缩短起效时间。生活质量得到明显改善。②③

①　侯键,罗建,罗才贵.中医踩跷法的三维腰椎 CT 微结构变化规律研究,[J].重庆医学,2010,39(18);2456 - 2458.

②　张冲,罗建,罗才贵,等.踩跷法治疗腰椎间盘突出症的研究进展与思路[J].四川中医,2007,25(2);48 - 50.

③　张冲,罗才贵,罗建,等.趾压踩跷法配合腰痛灵栓治疗腰椎间盘突出症微循环效应研究[J].中国中西医结合杂志,2008,28(10); 890 - 893.

7.蓝岚等发现骶管注射和踩跷法结合应用,能促进突出物回纳,改善神经根受压程度,缓解神经根刺激症状,分别针对不同的病理机制发挥作用,从而达到内外兼治,表里同治的目的。[1]

（五）罗氏定位颈椎扳法

【定义】

罗氏定位颈椎扳法以"巧力寸劲"作用于颈椎小关节,瞬间突然发力,产生被动的旋转关节运动。

【分类】

罗氏定位颈椎扳法分为坐位颈椎定位扳法和卧位颈椎定位扳法两种。

【操作方法】

1.坐位颈椎定位扳法:以棘突向右偏为例。受术者坐位,术者站立于受术者侧后方,同侧肘关节屈曲,拇指顶推颈椎棘突偏凸侧,另一手扶住同侧头部,双手对抗向中间发力,略作停顿,做一突发有控制的扩大旋转幅度的扳动（2°~3°）。顶按棘突的拇指要协同使劲向对侧推动,此时常可听到"咔嗒"响声,同时拇指下有棘突跳动感,随即松手。

2.卧位颈椎定位扳法:受术者俯卧于治疗床上,双手放在身体两侧,头伸出床外,自然下垂。施术者坐于受术者头部前面的椅子上。向受术者右侧旋转复位时,施术者右手拇指与其他四指分开,拇指按住受术者向右侧偏歪的棘突,其他四指轻扶对侧部皮肤,左手按压在受术者头部左侧,在受术者放松的情况下,施术者左手轻轻摇动受术者头部使受术者的头部向右侧旋转到最大程度,并使

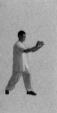

① 蓝岚,徐尧,罗才贵,等.骶管注射结合趾压踩跷法治疗腰椎间盘突出128例[J].实用中医药杂志,2010,26(10):708-709.

力传到要扳动的关节处。然后施术者双手突然向相对方向用"寸劲"（左手向右侧旋转扳受术者的头部，右手向左侧扳按受术者的患椎棘突），并出现"咔嗒"响，证明关节已被调整。左侧反之。

【操作要领】

1. 术者和受术者均需自然放松，动作和缓而协调。

2. 施用扳法时，必须果断而快速，用力要稳；两手动作配合要协调一致，扳动幅度不要超过各关节的生理活动范围。

3. 操作手法要求做到轻巧、准确。

【手法特点】

具有操作复杂，相对风险较高，整复效果明显的特点，用于颈椎复位。

作用：有理筋整复，滑利关节，松解粘连等作用。

【适应证】

该法主要运用于颈椎的复位调理。常用于颈椎关节紊乱、错位等所导致的多种类型颈椎病等。

【注意事项】

1. 脊柱扳法操作前，须掌握脊柱解剖学，对脊柱关节的结构特征、生理活动范围有清晰的认识。

2. 扳法"寸劲"，是指短促有力的发力，目的明确，有控制，要求随发随收，中病即止。

3. 操作时不可逾越关节运动的生理活动范围，否则易伤及脊髓等。

4. 不可使用暴力和蛮劲。

5. 不可强求关节弹响。

6. 诊断不明确的脊柱外伤和有脊髓症状体征者禁用扳法。

7. 有骨质疏松的老年人慎用扳法。有骨关节结核、骨肿瘤者禁用扳法。

【现代研究】

扳法治疗疾病仍然以骨科疾病最多,尤其在椎动脉型颈椎病的治疗中具有较好的效果,在旋转过程同侧的处理椎动脉血流增加,而对侧的血流减少。同时扳法也能缓解枕大神经压迫症状,对颈源性疾病治疗,通过扳法刺激交感神经型和副交感神经,起到对相应的内脏、血管、腺体的调节作用。①②③④

(六)罗氏三指推拨法

【定义】

罗氏三指推拨法以右手食指、中指、无名指相并的螺纹面着力于施术部位上,左手三指(食指、中指、无名指)重叠于右手三指上,紧贴体表作单方向的直线运动的手法。

【分类】

罗氏三指推拨法属于推法中的多指推法。

【操作方法】

1.罗氏三指推法的操作方法:指掌部自然伸直,右手食指、中指、无名指并拢,其螺纹面自然贴附在体表,左手食指、中指、无名指重叠于右手三指上,双手腕关节微屈,通过前臂向前斜下方的主动施力,使重叠的三指向指端方向作单方向直线推动。

【操作要领】

1.右手三指(食指、中指、无名指)要紧贴体表,左手三指(食

① 周信文.推拿手法学[M].上海:上海中医药大学出版社,1996.
② 骆仲遥,等.中国推拿百科全书[M].北京:人民卫生出版社,2009.
③ 刘焰刚,王四龙.临床筋伤推拿学[M].北京:中医古籍出版社,2004.
④ 曹洪欣,刘保延,李剑,曾召.中国中医药学术语集成治则治法与针灸学[M].北京:中医古籍出版社,2006.

指、中指、无名指）紧紧重叠于右手三指,使力量透过右手三指,深达体表下筋膜、肌肉等组织。

2. 推动线路为直线,推动速度和力量宜均匀,不要在体表产生跳跃和歪斜。

3. 推动的压力要从轻到重,施术者呼吸自然,不可屏气。

4. 推动方向一般顺经络、肌纤维的走行方向。

【手法特点】

罗氏三指推法刺激舒适和缓,着力面大,力量渗透,常常运用于斜方肌、竖脊肌及腹部等体表面积较大处。

作用:具有疏经通络、活血化瘀、行气止痛、理经整复、温中和胃、消积导滞、温阳益气等作用。

【适应证】

1. 肩胛背痛,肩背部劳损,肩周炎,颈椎病,胸胁迸伤等。

2. 腰椎间盘突出症,腰背部的劳损,胃痛,腹胀腹泻,消化不良等。

3. 梨状肌损伤综合征,骶髂关节炎等。

4. 阳虚、中气不足,慢性疲劳综合征以及各脏腑所属诸证等。

【注意事项】

1. 着力部要紧贴体表,推进的速度宜缓慢均匀,压力平稳适中,单向直线推进。

2. 不可推破皮肤。为防止推破皮肤,可使用冬青膏、滑石粉等介质,亦可用间隙操作的方法。

（七）罗氏提捏弹颈法

【定义】

罗氏提捏弹颈法是术者运用拇指和食指或中指、环指对称,如钳形,相对用力将肌腱,肌肉捏提起来,然后迅速放开,像木工弹墨线一样的形式,拿住肌肉速提速放,让其在指间滑落弹回的一种推拿法。

【分类】

罗氏提捏弹颈法分为:二指提捏弹法(运用拇指和食指)、多指提捏弹颈法(拇指和中指环指相对用力)。

【操作要领】

1.手形:拇指与食指或者中指环指呈拿持手形。

2.着力部位:用指腹着力,切勿用指端用力内掐。

3.力度:用力要由轻到重,刚中有柔,每处每次可提 1 ~3 下,然后使用轻揉法,以缓解因提弹而引起的不适感,忌用快力猛拿。

4.速度:缓慢拿起,停留片刻,让其弹回。

5.方向:径向拿起治疗部位。

6.腕关节、掌指关节、指间关节均须放松,以柔和的劲力将治疗的部位组织拿住,慢慢提起后,略松手指,让其自指间弹回。

【适应证】

适应于软组织损伤,用于颈,肩部及四肢肌肉酸痛如胸锁乳突肌、斜方肌、肱二头肌、三角肌、背阔肌、背伸肌群、腰肌及跟腱等部位的扭挫伤及劳损。通常较短的肌腱用提法,较长的肌腱则提弹法并施。浅表的肌肤组织,如背肌射膜炎,斜方肌筋膜炎,有疏通经络,行气活血的作用。

【注意事项】

1.按摩者的双手应保持清洁、温暖、指甲应修剪,指上不戴任何装饰品,以免损伤被按摩者的皮肤。

2.为了按摩顺利进行,取得良好的效果,按摩者的体位应便于操作,被按摩者的肌肉应充分放松。

3.按摩时,要注意顺序,用力要由轻到重,再逐渐减轻而结束。

【古籍相关叙述】

推拿手法名,正骨八法之一。见《急救痧证全集》卷上。捏住肌肤后,用力往上牵拉。常用在拿法或捏法的操作过程中,以加强手法的刺激强度。

【现代研究】

1.在《中医词典》中被归为提弹法理筋手法之一,亦称提筋法、弹筋法、拨络法、弹筋拨络法。包括提法和弹法。其方法步骤:用手或拇食指将患者伤部或其邻近部位的肌腱或肌肉提起,迅速放开,并用手指弹拨筋肉。该法适用于软组织损伤,如胸锁乳突肌、斜方肌、肱二头肌、三角肌、背阔肌、背伸肌群、腰肌及跟腱等部位的扭挫伤及劳损。通常较短的肌腱用提法,较长的肌腱则提弹法并施。

2.《中医正骨经验概述》又称提弹法。以手指紧捏肌肉或肌腱,用力拉捏,然后放开,使其弹回,如拉放弓弦状。适用于颈项、肩背部。可舒筋活络、畅通气血,常用于风湿痹痛等症。[1][2]

（八）罗氏夹脊拨法

【定义】

以指端、掌根或肘尖着力,深按于治疗部位,进行单方向或往返的拨动的手法,称之为拨法。又称为指拨法、拨络法等。罗氏夹脊拨法是一种复合手法,是在按揉法的基础上,施以拨法,作用于夹脊处,进行单方向或往返的拨动的手法,称之为罗氏夹脊拨法。

【分类】

罗氏夹脊拨法分为拇指拨法、三指拨法两种。

107

① 于天源.推拿按摩学[M].北京:中国协和医科大学出版社,2012,117.

② 何洪阳.骨伤推拿[M].北京:科学技术文献出版社,2001.6.

【操作方法】

1. 拇指拨法的操作方法：五指自然伸直，腕关节自然屈曲，以拇指端着力于夹脊处，其余手指置于相应位置以固定和助力。拇指用力下压至一定的深度，使局部产生酸胀感时，再做与肌腱、韧带、肌纤维或经络成垂直方向的单向或来回拨动。若单手指力量不足时，亦可用双拇指重叠进行拨动。

2. 三指拨法的操作方法：五指自然伸直，腕关节自然伸直，食指、中指和无名指并拢，以其指端着力于夹脊处，下压至一定的深度，使局部产生酸胀感时，再做与肌腱、韧带、肌纤维或经络成垂直方向的单向或来回拨动。

【操作要领】

1. 肘关节自然屈曲，沉肩，腕关节放松，指掌自然伸直，动作和缓而协调。

2. 五指自然伸直，腕关节自然屈曲，拇指或三指先用力下压，使局部产生酸胀感时，再做与肌腱、韧带、肌纤维或经络成垂直方向的单向或来回拨动。

3. 拨动时指端应按住皮下肌纤维、肌腱或韧带，带动其一起运动，指端尽量不与皮肤产生摩擦。

4. 拨动的用力应由轻到重，然后由重到轻，不可突加猛力。

【手法特点】

罗氏夹脊拨法是拨法和按揉法相结合，在按揉法的基础上，施以拨法，按揉继而拨之。要求较一般推拿手法力度稍大，以达到解痉止痛、松解粘连作用。

作用：具有舒筋活络、解痉止痛、调理脏腑等作用。

【适应证】

1. 腰背部肌肉痉挛、疼痛、麻木者，如背肌筋膜炎，强直性脊柱炎等,可配合㨮法、揉法、点按法作用于腰背部。

2. 神倦乏力、少气懒言者,如慢性疲劳综合征,可配合点按五腧穴等。

3. 咳嗽、哮喘、胸闷气紧者,如支气管哮喘,可配合点按风门、肺俞等。

4. 脘腹胀痛、消化不良、泻泄、便秘者,如慢性胃炎,可配合点按胃俞、脾俞,三焦俞等。

5. 痛经、月经不调、阳痿、遗精者,如盆腔炎,可配合揉关元、气海及横擦肾俞及腰骶部等。

【注意事项】

1. 操作中,拨动用力要注意掌握"以痛为腧,不痛用力"的原则。以受术者耐受为度。先在某一体位于患处找到最痛的一点,用拇指按住此痛点,然后转动患部肢体,在运动中找到并保持在指端下的痛点由痛变为不痛的新体位,然后再使用拨法。

2. 操作时,要与弹拨法区别,弹拨法力量更强,且拨法对皮肤无摩擦移动,而弹拨法除对肌纤维、肌腱或韧带施以弹拨外,与表皮之间亦有较重的摩擦。

3. 操作时,手法深沉有力,带动深层组织一起移动。

4. 总体要求做到手法娴熟、动作柔和协调,忌用暴力。

（九）罗氏震颤松腰法

【定义】

罗氏震颤松腰法采用双手交叉,掌跟着力于腰部脊柱上,在按压的基础上做快速而有节律的震颤。

【分类】

此法为按压和震颤相结合治疗腰椎疾病的一种复合手法。该手法为罗氏独创。

【操作方法】

受术者仰卧位,术者双手交叉,掌根部着力于受术者腰部脊柱上,双手向下按压,意念集中于掌根,靠双上肢前臂、上臂肌肉强烈地振动收缩,使手臂发出快速而强烈的震颤,使振动波通过掌根传递至受术部位。频率每分钟 300 次左右。

【操作要领】

1. 双上肢自然伸直交叉,术者注意力集中于掌根部。

2. 前臂肌肉绷紧主动发力,手臂与腰部呈约 45°夹角,力量沿手臂传递至腰部。操作时着力稍重,振动的幅度小而频率快,使施治局部有振颤感,轻松感和微热感。

3. 在振动时,掌根呈节律性按压与起伏。

4. 动作要连续,至少保持 3 分钟以上。

5. 频率每分钟达 300～400 次。手法难度极大,必须苦练。

【手法特点】

该法主要用于腰背部脊柱调理。

作用:具有疏经通络、温经止痛等作用。

【适应证】

1. 腰椎间盘突出症导致的腰骶部疼痛。

2. 腰骶部脊柱紊乱导致的痛经、月经不调、阳痿、遗精等生殖系统疾患等。

3. 腰骶部关节紊乱所导致腹胀、腹痛等内科疾病。

【注意事项】

1. 操作时不可时断时续,保持节律一致。

2. 呼吸自然,不可屏气。

3. 骨质疏松者、脊柱骨折等禁用。

【现代研究】

振法不仅可使腰椎及椎间盘在垂直方向上产生轻度的位移和加速度,而且使椎体前部与后部不断交替地产生拉应力与压应力,迫使椎间隙前后部呈开合状态,促使突出髓核的还纳或位移,以解除对神经根的压迫。加之,振法的高频率振动对患者肌肉有强烈的刺激性,可消除局部组织紧张、瘀血肿胀和肌肉的痉挛性收缩,有剥离粘连的作用,所以常用于治疗运动系统疾病,如腰椎间盘突出症、第3腰椎横突综合征、急性腰痛等。国外有实验表明,对颈部斜方肌进行频率为60~100Hz振动刺激后,可有效缩短扫视反应时间,这击振法能改善肌有肉组织的营养和代谢,解除肌肉组织的紧张和痉挛有直接联系。①②

（十）罗氏柔筋术

【定义】

主要针对小儿肌性斜颈的推拿治疗手法,主要以拇、食指、中指相对的指腹面为着力点,在患儿颈部胸锁乳突肌周围作轻柔缓和的摩揉,以达到舒筋活血改善颈部功能的手法。

【分类】

针对不同的分型1、肿块型2、条索短缩型,分为分筋拿捏法和点摩按揉法两种。

【操作方法】

1.分筋拿捏法的操作方法:患儿取仰卧位或抱坐于术者膝上,背向术者,左侧肿块以左手操作,右侧肿块以右手操作。先以拇、

111

① 李经纬,等. 中医大词典[M]. 北京:人民卫生出版社,2004:1405-1406.

② 中医药学名词审定委员会. 中医药基本名词(2004)[M]. 北京:科学出版社,2005.

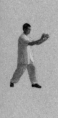

食指指腹轻柔地在患侧肩、颈部按摩 1～2 遍,使肌肉放松;在患侧胸锁乳突肌用食、中二指,轻柔缓和摩揉 2～3 遍;后用拇、食、中指指腹从上至下轻拿患侧胸锁乳突肌 2～3 遍;双指对向用力捏于肿块周围,拇指分筋,并轻轻提拿 2～3 遍,可做两指对向捏捻,使血流畅通,筋络舒展。操作时间不宜过长,以 5～10 分钟为宜。此方法针对肿块型,包块明显者。

2. 点摩按揉法的操作方法:患儿取仰卧位或抱坐于术者膝上,先以拇、食指指腹轻柔地在患侧肩、颈部按摩 1～2 遍;手法宜轻揉,在风池、翳风、扶突穴轻揉点按,力量轻柔,指尖在局部做小幅度回旋,按揉时间适当延长,3～5 分钟;用拇、食指顺患侧胸锁乳突肌方向上下滑动轻微提拉,弹拨 3～5 次,被动旋转活动,颜面旋向患侧 3～5 次;最后按揉肩井结束。操作时间以 5～10 分钟为宜。此方法针对条索短缩型,无明显包块,但肌肉呈条索状,有短缩。

【操作要领】

1. 肘关节自然屈曲,沉肩,腕关节放松,指间自然屈曲,动作和缓轻柔。

2. 力量一定轻柔适中,切忌手法用力过大,因患儿皮肤娇嫩,稍有不慎可致皮肤破溃。

3. 每次操作时间控制在 10 分钟以内,每日一次或隔日一次。

4. 如遇患儿哭闹,应顺势而作,切不可暴力扳拉,以加重肌肉痉挛。

【手法特点】

畅通气血,疏通筋脉,软坚散结。

【适应证】

适应小儿肌性斜颈手法治疗。

【注意事项】

1. 患儿颈部皮肤有疔疮、癣症,皮肤有破溃者为禁忌证。

2. 婴幼儿皮肤柔嫩,操作时应轻柔缓和。

3. 患儿饱食、饥饿、疾病或困倦时均不宜施行此手法。

（十一）罗氏展筋术

【定义】

针对小儿肌性斜颈的特殊推拿治疗手法,主要为侧扳及旋转以伸展患侧颈部,纠正颈部偏斜的手法。

【分类】

按操作方法不同分为:侧方展筋法、垂直展筋法、旋转展筋法三种。

【操作方法】

1. 侧方展筋法:患儿取坐位,抱坐于术者膝上,术者在放松局部肌肉充分后,一手扶住患侧肩部,另一手扶住患儿头顶,对向施力,使患儿头部渐渐向健侧倾斜为侧偏位,逐渐拉长患侧胸锁乳突肌,缓慢用力,到最大角度时稍稳住施以镇定,然后缓慢松劲,再重复一次。

2. 垂直展筋法:术者用拇指和其余四指前后托住患儿下颌及后枕部,将患儿头部纵向托起,以患儿自身体重自然垂吊牵引颈部,反复2~3次。

3. 旋转展筋法:患儿取坐位,抱坐于术者膝上,术者两手掌对合固定患儿头部,被动旋转至患侧最大角度,稳定用力维持2~3秒;稍放松后,再重复一次。

【操作要领】

1. 用托法、扳法时,切忌用大力,以免患儿不能耐受。

2. 手法力度应和缓,纠正偏斜应循序渐进,不可强力硬扳。

【手法特点】

畅通气血,疏通筋脉,纠正偏斜。

【适应证】

针对小儿肌性斜颈颈部偏斜严重的患儿施术。

【注意事项】

手法操作过程中需要注意的细节问题。操作时随时观察患儿反应,如哭闹太过,呛咳不适等均应立刻停止操作。

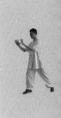

第三章
罗氏针灸手法

一、进针法

【定义】

进针法又称下针法,是将毫针刺入腧穴皮下的技术方法。罗氏临床常用的进针法,有双手、单手两类。不论哪一种进针法,其关键在于根据腧穴部位的解剖特点,选择合适的毫针,以达到无痛或微痛进针。

【分类】

进针法可分为双手进针法和单手快速进针法两种。双手进针法又可分为爪切进针法、舒张进针法、提捏进针法3种。

【操作方法】

1.双手进针法:以右手持针刺穴为例,即左手按压爪切穴位,右手持针刺入,双手配合进针的操作方法。

(1)爪切进针法:又称指切进针法。左手拇指或食指的指甲掐切固定针穴皮肤,右手持针,针尖紧靠左手指甲缘迅速刺入穴位。

(2)舒张进针法:左手五指平伸,食、中指分张置于穴位两旁以固定皮肤,右手持针从左手食、中指之间刺入穴位。行针时,左手中、食指可夹持针体,防止弯曲。此法适于长针深刺。对于皮肤松弛或有皱纹处,用左手拇、食指向两侧用力,绷紧皮肤,以利进针,

115

多用于腹部穴位的进针。

（3）提捏进针法：左手拇、食指按着针穴两旁皮肤，将皮肤轻轻提捏起，右手持针从提起部的上端刺入。此法多用于皮肉浅薄处，如面部穴位的进针。

2. 单手快速进针法：术者用严格消毒的右手拇、食指捏住针体下端，将针尖固定在所刺腧穴的皮肤表面位置，利用腕力和指力快速将针尖刺入皮肤。

【操作要领】

进针法的合理应用，旨在刺入部位正确，透皮无痛或微痛，迅速取得针感。为此，根据不同情况选择应用相应的进针法，可达到上述目的。

1. 针具长度　罗才贵教授临床上常采用 3 寸及以下毫针。

2. 腧穴部位　腹部穴及肌肉松弛处宜用舒张进针法，面部穴及肌肉浅薄处宜用提捏进针法。

罗才贵教授注重穴位解剖知识对临床的指导，要求临床医生能把握住每一根毫针针尖在患者体内所处的肌肉神经血管位置与层次，在此基础上进行更加精准的刺激。

在临床上，罗才贵教授观察到"在疼痛部位可触及肌肉板结紧张，其疼痛带多在肌间隙、骨边、肌肉起止点，剖其肌肉可见肌肉间隙之粘连炎症"，罗才贵教授常选用单手快速进针法从肌间隙、骨边等处进针。

【注意事项】

1. 进针必须持针稳，取穴准，动作快，进针快（个别亦须慢）。

2. 进针必须手法熟练，指、腕、掌用力均匀。

116

3. 进针前要对病人做好安慰工作，要求医患双方配合，进针时病人体位合适，切莫随意变动。

【现代研究】

1. 陈超等①采用根据腧穴部位选择进针法,分别有头皮部叩刺进针法、额部及浅表神经干处提捏进针法、眼部及大血管处指切进针法、面部及指端飞针进针法、枕项部弹针进针法、腹部抖刺进针法、四肢、腰背部单手速刺法、掌心、足底部剁刺进针法。

2. 陈尚杰等②探讨有效激发感传的进针手法,按随机原则分别将40例患者左右风池穴配对分为两组,再相应地分别给以慢速捻转进针法和快速进针法,观察两组出现的针刺感传。结果显示慢速捻转组的显著感传为20.0%,有效感传为57.5%,无效感传为22.5%,而快速进针组分别为5.0%、30.0%、65.0%。慢速捻转进针法所致感传明显优于快速进针法。

3. 刘迪生③参阅近年来一些文献结合个人临床体会,分别从指力、导致进针疼痛的客观因素、针刺疼痛的耐受性三方面探讨毫针进针法与临床关系,认为进针法各有特色,只要运用得当,疗效突出,进针做不做手法是学术纷争,患者反应良好,疗效好都是对的,只是侧重点不同。指力缺乏和进针疼痛等问题除通过大量练习之外还需考虑一些客观因素方能解决。

① 陈超,石学敏. 根据腧穴部位选择无痛进针法初探[J]. 中国针灸,2016,36(3):271－273.

② 陈尚杰,陈文,帅记焱,等. 不同进针法所致感传的临床研究[J]. 中国针灸,2004,24(4):255－256.

③ 刘迪生. 毫针进针法与临床关系之浅见[J]. 浙江中厌药大学学报,2013,37(1):81－83.

二、补泻法

【定义】

针刺补泻,即针刺治疗的补法和泻法。依据临床辨证论治,疾病的阴阳、表里、虚实、寒热的性质决定治疗方法,虚则补之,实则泻之,再通过针刺补泻手法,扶助正气,祛除病邪。

罗才贵教授临床主要运用捻转补泻法,此法主要是根据针体在穴位内捻转的方向、用力的轻重、振幅、频率来区分补泻的手法。与提插补泻相比,捻转补泻在补泻的同时对针尖所处解剖位置的影响更小,保证了刺激的精准度。

【分类】

补泻法可分为补法和泻法两种。

【操作方法】

针刺后在针下得气的基础上,以拇指和食指末节的指腹来回转针,有进有退,从用力轻重、左捻、右捻、振幅和频率为主的不同手法而区别补泻。

1. 补法:针刺得气后,在针下得气处小幅度捻转,即捻转幅度180°,振幅 60~80 次/分钟,拇指向前左转时用力重,指力沉重向下;拇指向后右转还原时用力轻,反复操作。

2. 泻法:针刺得气后,在针下得气处大幅度捻转,即捻转幅度180°~240°,振幅 80~120 次/分钟,拇指向后右转时用力重,指力浮起向上;拇指向左前转还原时用力轻,反复操作。

【操作要领】

捻转补法用于虚证,捻转泻法用于实证。该法与传统捻法相比较幅度及频率均有所加强,具有较强的催气、行气作用,还可使针刺局部皮温升高而驱寒止痛,且出针后可以保留较强的针感。

【注意事项】

1.运用捻转补泻手法时,须注意针体的还原。如将针一味地向一个方向捻动,有进无退易使针体为肌肉纤维缠绕,引起滞针或疼痛等,增加病人的痛苦。故无论补与泻都需要注意指力的大小适宜,速度的缓急均匀,做到一补一还原,一泻一还原,使针始终保持捻转的自如。

2.捻转补泻应与捻转法区分开来。捻转法,要求针体在穴位内转动,其角度、频率在捻转的往返过程中是一致的。捻转补泻法则不同,在捻转的往返过程中,补法时左转用力重,泻法时右转用力重。

【古籍相关叙述】

1.张永臣等①探析了《标幽赋》中的补泻法,关于捻转补泻,窦氏在《针经指南》中说:"以大指、次指相合,大指向上进,谓之左;大指向下退,谓之右。"左转为补,右转为泻,即根据针体在穴位内捻、转的方向以及用力的轻重来区分针刺补泻,后世捻转补泻也悉遵于此。

【现代研究】

1.王彩虹等②探索针刺捻转补泻的操作方法及其补泻原理,发现捻转补泻手法含有轻微的提插手法,且捻转补法伴有下插之力,捻转泻法则伴有上提之力。表明捻转补泻法的作用原理与提插补泻法类似。

① 张永臣,卢承顶.《标幽赋》补泻法探析[J]. 西部中医药, 2011, 24(7): 52 - 53.

② 王彩虹,许建敏,章婷婷. 基于针刺手法仪参数图形探讨捻转补泻法[J]. 中国针灸, 2009, 29(9): 723 - 725.

2. 文洪等①认为捻转法就单独向左转向右转,不考虑别的因素来说,本身并无补泻。只有和经脉循行方向也就是迎随结合起来,才具有补泻的作用。

三、催气法

【定义】

催气法是指针刺穴位后,通过一些手法,催促经气速至针下的方法。罗才贵教授临床常用的催气方法为搓法,此法操作与"滞针术"相似,其区别在于"滞针"强度视患者病情而有所"量化",具有激发经气、促使"气至病所"的显著作用,且具有守气和诱发温热的效果。

【操作方法】

术者以刺手拇指向左(或右),食指向右(或左),徐徐将针柄单向搓转至出现"滞针"止。根据患者病情、体质、耐受度选择搓针强度:轻度,捻转周数少(1~2周),针下稍沉紧,患者觉针下轻度酸重胀麻感,向四周扩散范围小,适应于体质弱、耐受差的虚证患者;重度,捻转周数多(3周或以上),针下沉紧感明显,患者觉针下明显酸重胀麻感,向四周扩散范围大,适应于形体壮实、耐受强的实证患者,中度,介于轻度与重度两者之间。

【操作要领】

此法操作与"滞针术"相似,其区别在于"滞针"强度视患者病情而有所"量化"。现代研究表明,此搓法可激发经气、加强针感、促使气至病所。亦可以产生温热效应,缓解肌紧张而改善局部循

① 文洪,王晓英. 捻转补泻法与经脉循行方向的关系[J]. 针灸临床杂志,2005,21(5):3.

环,且有松解组织粘连、消除局部无菌性炎性水肿,减轻神经根周围炎性反应的作用。

【注意事项】

须速刺进针,克服疼痛,方可作搓法。搓是将针向一个方向搓,用力要均匀,搓时勿太过、太紧,使肌肉缠针而经气滞涩,引起滞针而疼痛或胀麻,反令邪气不能除。

四、透刺法

【定义】

透刺法又称透穴刺法、透针刺法,指一针透达两个或多个穴位,治疗疾病的一种针刺方法。此法具有取穴少,得气穴位多,疗效好的特点。

【分类】

透刺法依据针刺角度的不同,可分为直透法、斜透法、横透法3种。

【操作方法】

1. 直透法:用直刺法进针,由一侧腧穴向其对侧相应腧穴透刺,针刺得气后,可施行相应手法。

2. 斜透法:用斜刺法进针,针体与皮肤呈45°角,从一穴向相邻经脉(或同一经脉)的另一腧穴透刺,针刺得气后,可施行相应手法。

3. 横透法:用斜刺法进针,针体与皮肤呈45°角,从一穴向相邻经脉(或同一经脉)的另一腧穴透刺,针刺得气后,可施行相应手法。

【适应证】

1. 直透法:主要用于病变涉及肢体表里、阴阳两经的病症。如

121

阳陵泉透阴陵泉治膝痛,太溪透昆仑治疗足跟痛、肾虚牙痛,外关透内关治疗颈椎病等。

2.斜透法:多用于病变涉及相邻经脉穴位,如曲池透小海;或同一经脉相邻穴位的透刺,如肩髃透臑会等。

3.横透法:一般多用于头面、胸背、四肢皮肉浅薄处,以及邻近有血管、深层有重要脏器处的部位,亦可用于病邪位于浅表的疾患。如透刺八髎穴治腰痛,地仓透颊车治口眼歪斜,百会透前顶治巅顶痛等。

【注意事项】

1.透刺法应因人施术。年轻体壮、气血旺盛、针刺耐受性强或感觉迟钝者可选用本法。老人、体弱、气血虚、针刺敏感者慎用本法。孕妇、婴幼儿忌用本法。

2.手法要轻柔,针尖刺入皮肤后,进针宜缓。

3.透穴刺法在进针时要注意避开邻近血管。行针推进时(尤其在胸背部)要缓慢,并注意针刺方向和深度,以免引起不必要的脏器损伤(如气胸)。

4.透穴刺法以相关腧穴得气为度,不一定要透达另一穴的表皮下,也不必穿透另一穴的皮肤而引起不必要的恐惧。

五、梅花针叩刺法

【定义】

以梅花针叩刺皮部以治疗疾病的方法。

【分类】

分为硬柄叩刺法和软柄叩刺法两种。

【操作方法】

1.硬柄叩刺法的操作方法:将针柄末端置于掌心,拇指居上,食指在下,余指呈握拳状固定针柄末端,将针尖对准叩刺部位,用灵活的腕力垂直叩刺,即将针尖垂直叩刺在皮肤上,并立刻弹起,如此反复。

2. 软柄叩刺法的操作方法:拇指和中指夹持针柄两侧,食指置于针柄中段的上面,无名指和小指将针柄固定在大小鱼际的中间,将针尖对准叩刺部位,用灵活的腕力垂直叩刺,即将针尖垂直叩刺在皮肤上,并立刻弹起,如此反复。

【操作要领】

1. 叩刺时要运用灵活的腕力直刺、弹刺、速刺,不可斜刺、慢刺、压刺、拖刺。

2. 根据患者病情、体质、年龄、施术部位的不同,可分别采用强刺激、中刺激及弱刺激:局部皮肤略见潮红,患者无疼痛感,为弱刺激,常用于年老体弱、小儿、初诊患者及头面五官肌肉浅薄处;局部皮肤潮红但无出血,患者稍觉疼痛,为中刺激,适用于多数患者,除头面五官等肌肉浅薄处外均可使用;局部皮肤可见出血,患者有明显疼痛感觉,为强刺激,适用于年壮体强,及肩、背、腰、臀、四肢等肌肉丰厚处。

【手法特点】

梅花针叩刺法是古代"毛刺""扬刺""半刺"等刺法的发展,用梅花针叩刺皮部,通过孙脉、络脉和经脉来调节脏腑功能,通行气血,调节阴阳,达到内病外治的目的。

作用:具有通行气血,调节阴阳等作用。

【适应证】

常用于治疗:带状疱疹、面瘫、斑秃、慢性湿疹、荨麻疹、神经性皮炎等症。

斑秃:用梅花针在斑秃部位进行由点到面由轻到重的叩刺,以溢出少量血液为度,叩刺范围应超过斑秃范围 0.5～1 cm。可辅以破皮后的生姜对斑秃部位进行轻微涂擦,直至局部皮肤潮红为度。

带状疱疹:梅花针由轻到重,由点到面地叩刺,最先发疱疹或疱疹最密集的部位重叩。出血之后可在重点部位拔罐,留罐 3～5 分钟。

面瘫:梅花针在患侧面部地仓,颊车,阳白,牵正,翳风,四白,完骨等穴叩刺,以皮肤潮红为度,避免叩至出血。可辅以患侧面部艾灸,以皮肤潮红发热微微出汗为度。

神经性皮炎:梅花针在皮损局部进行叩刺出血,叩刺由轻到重,由点到面,由里到外,直到出血,1～2 mL 为宜。叩刺范围超过皮损部位 1 cm。然后拔罐,留罐 3～5 分钟,多可见有分泌物淡血水、黄水溢出。

【注意事项】

1.施术前应检查针具,对于针尖有钩曲、缺损、参差不齐,针柄有松动的针具,需及时修理或更换,方可使用。

2.针具及针刺局部皮肤必须消毒。叩刺后皮肤如有出血,需用消毒干棉球擦干净,防止感染。

3.局部皮肤有创伤、瘢痕、溃破等不宜使用此法。

4.皮肤针法科配合拔罐或铺棉灸,应在治疗前做好准备。

【现代研究】

梅花针的现代临床运用范围极广,涵盖了内科、妇科、儿科、皮肤科等诸多病种。徐珉等用梅花针叩打督脉及带脉背侧、膀胱经的脾俞胃俞肾俞、任脉及带脉的腹侧、环神阙一周治疗卵泡发育不

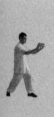

良,效果优于西药对照组①;钟江等以梅花针联合壮医药线点灸治疗治疗带状疱疹后遗神经痛,效果良好②;王飞等运用 Bobath 缓解痉挛手法联合梅花针关键点点刺治疗脑梗死后偏袒痉挛状态,疗效优于单用 Bobath 缓解痉挛手法③;冯骅等运用梅花针循经叩刺治疗腰椎间盘突出症术后下肢感觉障碍效果优于口服甲钴胺④;钟继珍比较了不同频次梅花针叩刺治疗斑秃的临床疗效,发现 3 日 1 次的梅花针叩刺频次较 7 日 1 次的叩刺频次,治疗斑秃时疗效更佳⑤;张翠彦等比较了梅花针叩刺放血疗法和氦氖激光照射疗法在治疗面瘫急性期伴耳周疼痛的效果,发现急性期采用梅花针叩刺放血疗法所需治疗次数少、起效快,并且具有更好的远期疗效⑥;程凯等采用梅花针叩刺结合耳穴贴压的方法治疗儿童弱视疗效佳⑦;姚文娟等采用梅花针联合耳穴贴压治疗急性荨麻疹,疗效优于单纯中药消风散治疗,而且疗效与氯雷他定相当⑧。

① 徐珉,田莹舟,朱秀君,等. 梅花针与西药治疗卵泡发育不良的比较研究[J]. 中国针灸, 2013, 33(3): 213 – 217.

② 钟江,林辰,方刚,等. 梅花针联合壮医药线点灸治疗带状疱疹后遗神经痛疗效观察[J]. 中国针灸, 2010, 30(9): 773 – 776.

③ 王飞,张丽娟,王建华,等. 梅花针关键点叩刺结合 Bobath 疗法治疗偏瘫痉挛状态:随机对照研究[J]. 中国针灸, 2015, 35(8): 781 – 784.

④ 冯骅,张亚峰,丁敏. 梅花针循经叩刺对腰椎间盘突出症术后下肢感觉障碍的疗效分析[J]. 中国针灸, 2012, 32(2): 129 – 132.

⑤ 钟继珍. 比较不同频次梅花针叩刺治疗斑秃的临床疗效[D]. 成都中医药大学, 2015.

⑥ 张翠彦,王艳香. 梅花针叩刺放血与氦氖激光照射治疗面瘫急性期伴耳周疼痛的疗效比较[J]. 针刺研究, 2011, 36(6): 433 – 436.

⑦ 程凯,刘伟哲,宫静. 梅花针叩刺为主治疗儿童弱视的疗效观察[J]. 北京中医药, 2010, 29(4): 293 – 294.

⑧ 姚文娟,李红毅,周丽敏,等. 梅花针联合耳穴贴压治疗急性荨麻疹疗效观察[J]. 新中医, 2016, 48(1): 103 – 105.

六、铺棉灸法

【定义】

铺棉灸法是将优质医用脱脂棉花制成薄如蝉翼的薄棉片,平铺于患病皮肤的表面,以燃媒点燃,使薄棉片一燃而尽的一种治疗方法。

【操作方法】

在手消毒干燥之后,从大的蓬松脱脂棉团上,撕取一小块棉片(不宜以棉签上的棉花为材料),大小约 2 cm×2 cm×0.2 cm。一手拿起棉片,另一手配合将其轻轻拉松、变扁。从棉片边缘选取一点,用手指将棉花纤维轻轻向外拉伸,注意不要拉断。以最开始的点为起点,逐渐向外拉伸棉花纤维,注意用力均匀,使棉花纤维分布均匀,逐渐展开使之呈厚薄均匀的薄片状。最后形成 5 cm×5 cm 见方,厚约 0.01 cm 的棉花薄片。使患者取相应的舒适体位,将实施治疗的部位充分暴露。取已准备好的棉花薄片,将棉花薄片放在皮损的部位,要求灸疗范围大小应略广于皮损部位,使棉片的部分边缘稍向上翻起,用火柴点燃翻起的棉片边缘,棉花迅速燃尽。在皮损部位重复以上操作 3 遍后,用棉签将棉花燃烧后的黑色灰烬轻轻拭尽。

【操作要领】

1. 在拉伸过程中,如果出现不均匀的情况,要及时调整棉花纤维的分布,防止厚薄不均匀。

2. 准备好的棉片可夹于书中保存,保持其薄如蝉翼的形态。

3. 如果皮损面积较棉片小,可剪小棉片。如果皮损范围较大,可做多个棉片,分而灸之。

【手法特点】

铺棉灸是一种以温热作为刺激方式的热灸疗法,直接在病损部位取穴施灸,使经络得以舒通,气血得以调畅,从而达到"火郁发之"的散热退热与驱邪外出的目的。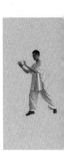

作用:具有通行气血,散邪退热,驱邪外出等作用。

【适应证】

常用于治疗慢性湿疹、带状疱疹及后遗神经痛、神经性皮炎、银屑病、老年性皮肤瘙痒等皮肤病。

带状疱疹:充分暴露皮损处后,将准备好的约 5cm×5cm 大小的薄棉片,覆盖于皮损部之上,用火柴点燃棉花,棉花迅速燃尽,为1 遍,如法再灸共 3 遍。临床多配合梅花针叩刺使用,先用梅花针将皮损出叩刺至微出血,消毒后再以铺棉灸治疗。

慢性湿疹:临床多配合梅花针使用。充分暴露患处皮肤,消毒后用梅花针叩刺至渗出少量血液,用消毒棉球擦去血污后,将准备好的薄棉片覆盖于皮损部之上,用火柴点燃棉花,棉花燃尽,操作后将患处皮肤消毒即可。

神经性皮炎:临床多配合梅花针叩刺治疗。先将皮损部位常规消毒,用皮肤针叩刺至皮损处潮红或微出血后,拔罐 10 分钟,取罐后,用消毒干棉球擦去血污。然后将准备好的薄如蝉翼的薄棉片,覆盖于皮损部之上,点燃后火一闪而过,迅速燃完。

【注意事项】

1. 在薄棉片制作过程中,切勿使薄面片有洞眼,以免施灸时灼烧或烫伤皮肤。

2. 施术者需保持手部干燥,防止手指粘住棉片。

3. 施术环境需尽量无风,治疗时,操作者尽量平稳呼吸,以防止吹起棉片。

127

4. 不可在眼睑及乳头、会阴部等皮肤娇嫩部位上施灸。

5. 为预防烫伤,操作后可在实施治疗的部位涂抹一层万花油或者京万红软膏。

【现代研究】

杨运宽、李雪薇、左甲等研究了铺棉灸治疗带状疱疹的疗效,发现铺棉灸治疗带状疱疹疗效与西药常规疗法没有明显差异①,且在促进结痂、缩短结痂时间、缩短疼痛持续时间及控制带状疱疹后遗神经痛发生方面,优于西药疗法②;田永萍运用耳穴割治配合铺棉灸治疗神经性皮炎,疗效显著③。

① 左甲,何佳,杜晨,等. 铺棉灸疗法治疗带状疱疹的临床研究[J]. 南京中医药大学学报, 2013, 29(3): 211 –213.
② 左甲,杜晨,何佳,等. 铺棉灸疗法缓解带状疱疹疼痛的临床研究[J]. 广州中医药大学学报, 2013, 30(5): 654 –657.
③ 田永萍. 耳穴割治配合铺棉灸治疗神经性皮炎38例[J]. 中国针灸, 2011, 31(2): 109.

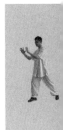

第四章
常用经络与腧穴

第一节　经络总论

　　经络学说是研究人体经络系统的形成、组成、发展、循行分布、生理、病理以及在诊治疾病中作用的一种学说。经络学说是中医学理论体系中的一个重要组成部分。清代著名医学家喻嘉言说:"凡治病,不明脏腑经络,开口动手便错。"强调了经络学说的重要性。经络学说与藏象学说密切相关,脏腑是经络之本,即所谓经络为脏腑之枝叶也,而脏腑又依赖于经络维持正常的功能,人体依赖经络的联系成为整体。经络学说在针灸推拿学中占有显著的地位,指导着针灸诊断治疗疾病的各个环节,正如《灵枢·经脉》所说:"经脉者,所以能决死生,处百病,调虚实,不可不通。"

　　经络系统是人体的一种组织结构,它与脏腑、器官、四肢、骨骼共同组成人体都生命活动的基础。经络系统包括经脉、络脉、经别、经筋、皮部等,而经络是经络系统的主要组成部分。没有经络系统人体就不可能成为完整的机体,更不可能具有生命力。因此经络系统在人体中具有与脏腑同等重要的地位。

　　经络是经脉和络脉的总称。经络是经络系统的主要组成部

129

分,是一种内属脏腑外连肢节,贯穿内外上下,布于全身各部的组织结构,具有运行气血,濡养周身的作用。十二经脉是经络的主体,故《灵枢·海论》说:"夫十二经脉者,内属于腑脏,外络于肢节"。

经:指经脉。经脉是经络中的主干,较大的,纵行的,深不可见的部分,有路径之意。如《灵枢·经脉》说:"经脉者,常不可见也,其虚实也,以气口知之。""经脉十二者,伏行分肉之间,深而不见。"

络:指络脉。络有网络之意,是经脉别的分支,较经脉细小,纵横交错,网络于全身;有浮于浅表者称之为浮络;特别细小者称之为孙络。故《灵枢·经脉》说:"脉之见者,皆络脉也。""诸脉之浮而常见者,皆络脉也。""诸络脉皆不能经大节之间,必行绝道而出入,复合于皮中,其会皆见于外。"

《灵枢·脉度》说:"经脉为里,支而横者为络,络之别者为孙。"经与络是密切相连不可分割的,是同一体上的两个部分,犹如树干与树枝的关系。经与络共同完成经络运行气血,濡养周身,联络沟通内外上下的作用。

一、经络系统的组成

经络系统是由十二经脉和奇经八脉,以及附属于十二经脉的十二经别、十二经筋、十二皮部、十五络脉和难以计数的孙络和浮络组成的。其基本内容见图4-1。

(一)十二经脉

1.十二经脉的内容

十二经脉包括手三阴经,手三阳经,足三阳经,足三阴经。它们是经络系统的主体,所以又称"十二正经"。

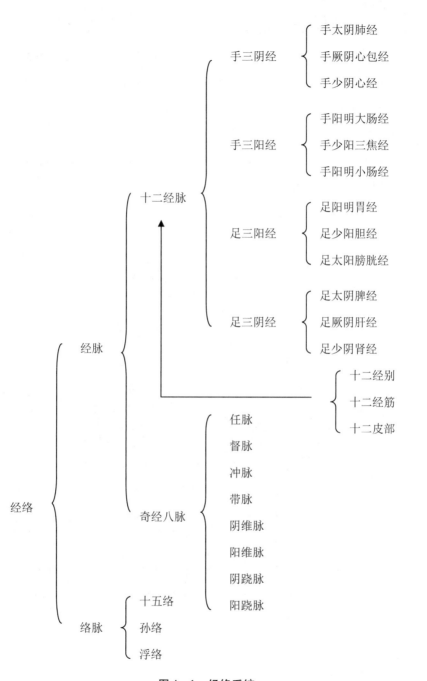

图 4－1　经络系统

经络 {
经脉 {
十二经脉 {
手三阴经 { 手太阴肺经　手厥阴心包经　手少阴心经 }
手三阳经 { 手阳明大肠经　手少阳三焦经　手阳明小肠经 }
足三阳经 { 足阳明胃经　足少阳胆经　足太阳膀胱经 }
足三阴经 { 足太阴脾经　足厥阴肝经　足少阴肾经 }
}
十二经别　十二经筋　十二皮部
奇经八脉 { 任脉　督脉　冲脉　带脉　阴维脉　阳维脉　阴跷脉　阳跷脉 }
}
络脉 { 十五络　孙络　浮络 }
}

2. 十二经脉的名称和分布

十二经脉分别隶属于十二脏腑,其名称是根据阴阳学说并结合脏腑、手足而定的。阴经属脏络腑,均行于四肢内侧,在上肢者称手三阴(前为太阴,中为厥阴,后为少阴),下肢者称足三阴(前为太阴,中为厥阴,后为少阴,至内踝上八寸处厥阴与太阴交叉后,旗下的排列为厥阴在前,太阴在中,少阴在后);阳经属腹络脏,循行于四肢外侧,在上肢者称手三阳(前为阳明,中为少阳,后为太阳),下肢者称足三阳(前为阳明,中为少阳,后为太阳)(见图4-2、图4-3)。

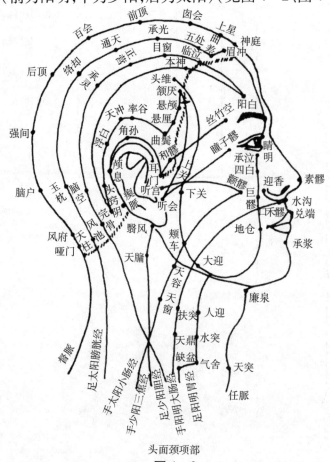

头面颈项部

图4-2

峨眉伤科疗法流派
——罗氏手法精粹

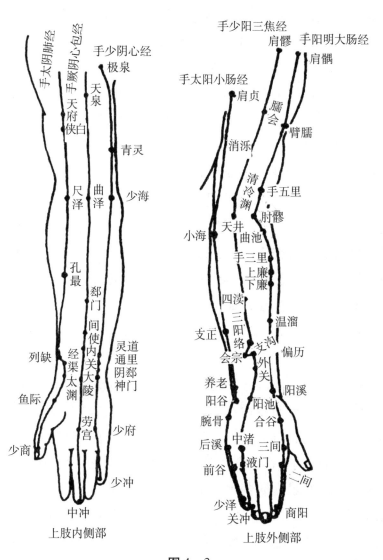

手少阳三焦经
肩髎　手阳明大肠经
肩髃
手太阳小肠经
手少阴心经
极泉
天泉
天府
侠白
肩贞
手厥阴心包经
手太阴肺经
臑会
臂臑
消泺
青灵
尺泽
曲泽
少海
清冷渊
手五里
肘髎
曲池
孔最
郄门
间使
内关
大陵
灵道
通里
阴郄
神门
小海
天井
手三里
上廉
下廉
四渎
三阳络
会宗
温溜
列缺
经渠
太渊
劳宫
少府
支正
支沟
外关
偏历
阳溪
鱼际
少商
中冲
少冲
养老
阳谷
腕骨
后溪
前谷
少泽
关冲
阳池
合谷
中渚
液门
三间
二间
商阳

上肢内侧部　　　　　　上肢外侧部

图 4 - 3

3.十二经脉营气流注顺序

　　经脉是气血运行的通道。营气是经气的重要组成部分,营气
由脾胃精微物质所化生,始于中焦,通过手太阴肺经开始运行。
《灵枢·营气》记载:"营气之道,内谷为宝。谷入于胃,气传之肺,

133

流溢于中,布散于外,精专者行于经隧,常营无已,终而复始,是谓天地之纪。故气从太阴出,注手阳明……上行至肝,从肝上注肺……"明确提出营气在十二经脉中的运行顺序,一经交接一经,形成循环,周而复始,循环无端,永不休止,濡养周身。十二经脉营气流注歌诀概括了气流注规律:"肺交大肠胃交脾,心与小肠膀肾宜,心包三焦胆传肝,气息周流不停息。"

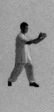

4.十二经脉的循行走向规律

十二经脉循行方向规律是根据营气流注的顺序产生的。《灵枢·逆顺肥瘦》说:"手之三阴从脏走手,手之三阳从手走头,足之三阳从头走足,足之三阴从足走腹(胸)。"手三阴经从胸走手,手三阳经从手走头,足三阳经从头走足,足三阴经从足走胸。

5.十二经脉的交接规律

阴经和阳经多在四肢部衔接,同名阳经在头面部相接,手三阴足三阴分别在胸部交接。十二经脉通过脏腑、手足、阴阳、表里经脉的联络与交接而构成了一个周而复始,如环无端的流注系统。

6.十二经脉分布规律

十二经脉在循行分布的前后位置上也具有一定的规律。手足同名经分布的一般规律是太阴、阳明在前,厥阴、少阳在中,少阴,太阳在后。只有足太阴与足厥阴在内踝上(8寸)以下的分布是厥阴在前,太阴在中。在躯干部足三阴经循行分布于体腔内部,足三阳经循行分布于体腔外部,同样符合阳明在前,太阳在后的规律(图4-4、图4-5)。

(二)奇经八脉

奇经八脉是任脉、督脉、冲脉、带脉、阴跷脉、阳跷脉、阴维脉、阳维脉的总称。它们既不直属脏腑,又无表里配伍,"别道而行",故称"奇经"。

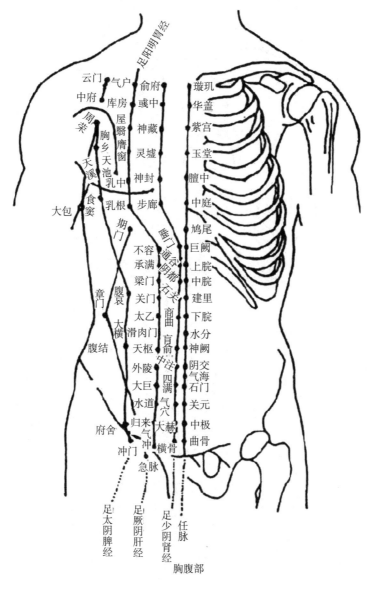

图 4-4

1. 分布概况

　　督脉行于后整中线,任脉行于前正中线。冲脉腹部第一侧线,带脉横行腰中。阳维脉行于下肢外侧,肩和头部;阴维脉行于下肢

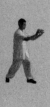

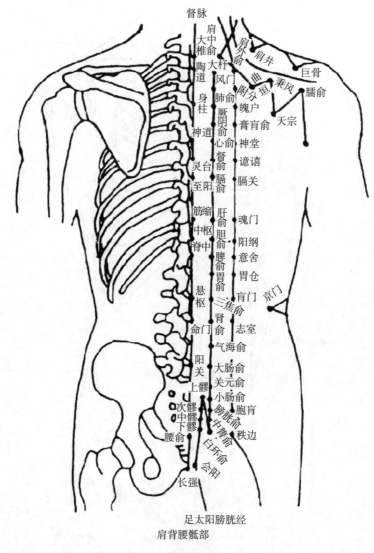

督脉
肩中俞
大椎
陶道
身柱
神道
灵台
至阳
筋缩
中枢
脊中
悬枢
命门
阳关
上髎
次髎
中髎
下髎
腰俞

肩外俞
肩井
大杼
风门
肺俞
厥阴俞
心俞
督俞
膈俞
肝俞
胆俞
脾俞
胃俞
三焦俞
肾俞
气海俞
大肠俞
关元俞
小肠俞
膀胱俞
中膂俞
白环俞
会阳
长强

附分
魄户
膏肓俞
神堂
譩譆
膈关
魂门
阳纲
意舍
胃仓
肓门
志室
胞肓
秩边

曲垣
秉风
天宗
京门

巨骨
臑俞

足太阳膀胱经
肩背腰骶部

图 4 - 5

内侧,腹部第三侧线和颈部;阳跷脉行于下肢外侧,上至肩及头部;阴跷脉行于下肢内侧,上至头面、眼部。

2. 生理功能

奇经八脉交错分行于十二经之间,其功能主要体现两个方面。

其一,沟通了十二经脉之间的联系。奇经八脉将部位相近,功能相同的经络联系起来,达到统摄有关经脉气血、协调阴阳的作用。督脉总督一身阳经,称"阳脉之海",与脑髓神志相关,具有调节全身阳经经气的作用;任脉称为"阴脉之海",主胞胎,具有调节全身阴经经气的作用,冲脉有"十二经之海""血海""五脏六腑之海"之称,具有蓄积、调节十二经气血的作用;带脉约束联系了纵行躯干部的诸条足经,有维系胞胎的作用;阴阳维脉分别维系阴经和阳经,分别主管一身之表里;阴阳跷脉主持阳动阴静,主下肢运动与痿痹。其二,奇经八脉对十二经气血有蓄积和渗灌的调节作用。当十二经气血旺盛时,奇经八脉能加以储蓄,当人体功能活动需要时,奇经八脉有能渗灌供应,是人体的大水库。(见图4-6、图4-7)

3.腧穴

任脉、督脉有独立隶属的腧穴,其余六脉没有独立隶属的腧穴,他所交会的腧穴都是十四经脉的经穴。

(1)冲脉交会穴:会阴、阴交(任脉),气冲(足阳明),横骨、大赫、气穴、四满、中渚、盲俞、商曲、石关、阴都、通骨、幽门(足少阴)。

(2)带脉交会穴:带脉、五枢、维道(足少阳)。

(3)阴维脉交会穴:筑宾(足少阴),府舍、大横、腹哀(足太阴),期门(足厥阴),天突、廉泉(任脉)。

(4)阳维脉交会穴:金门(足太阳),阳交(足少阳),臑俞(手太阳),天髎(手少阳),肩井(足少阳),头维(足阳明),本神、阳白、头临泣、目窗、正营、承灵、脑空、风池(足少阳),风府、哑门(督脉)。

(5)阴跷脉交会穴:照海、交信(足少阳),睛明(足太阳)。

(6)阳跷脉交会穴:申脉、仆参、跗阳(足太阳),居髎(足少阳),臑俞(手太阳),肩髃、巨骨(手阳明),天髎(手少阳),地仓、巨髎、承泣(足阳明),睛明(足太阳)。

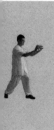

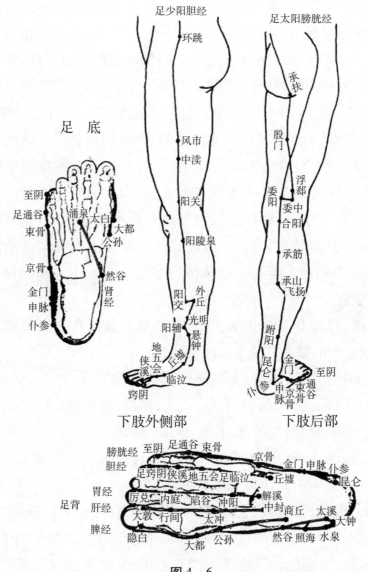

图 4-6

（三）十五络脉

十二经脉和任督二脉个别出一络,加上脾之大络,共十五条络脉,称为"十五络"。

138

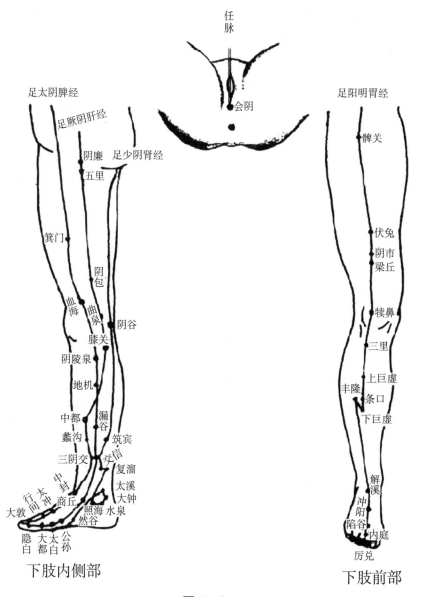

图 4 - 7

　十二经脉的别络在四肢肘膝关节以下本经络穴分出后,均别
入与本经互为表里的经脉,从而较强表里经的关系;任脉的别络从
鸠尾处别出后,散布于腹部,沟通腹部经气;督脉别络从长强分出

139

后,散布于头部,沟通背部经气;脾之大络从大包分出,散布于胸胁,沟通胸胁部经气。

(四)十二经别

十二经别是十二经离入出合的别行部位,又称"别行之正经",是正经别行深入体腔的支脉。

十二经别加强十二经脉表里内外脏腑间关系,扩大了十二经腧穴的主治部位,补充了十二经脉分布,弥补了阴经在头面部循行不足。

(五)十二经筋

十二经筋是十二经脉之气的外周连属部分,是按十二经循环部位划分的全身筋肉关节的体系。其主要作用是约束骨骼,利于关节屈伸活动。

(六)十二皮部

十二皮部是十二经脉机能活动反映于体表皮肤的部位,也是经络之气散布之所在。皮肤居于人体最外层,是抗御病邪,保卫机体的屏障。《素问·皮肤论》说:"皮者,脉之部也。邪客于皮则腠理开,开则邪入客于络脉,络脉满则注入经脉,经脉满则入舍于府藏也。"皮部—经筋—络脉—经脉—脏腑是疾病传变的通路,慢性病反之,也成立。

二、腧穴总论

腧穴是人体脏腑经络气血输注于体表的部位,腧穴的历代名称很多,《内经》称"节""会""气穴""气府""骨空"等;《甲乙经》称"孔穴";《太平圣惠方》称"穴道"。"腧""输""俞"三字音近义同,据目前习惯,"输穴"为五输穴专称;"俞穴"当冠以脏腑名称

140

峨眉伤科疗法流派罗氏手法精粹

时,乃为背俞穴专称;而"腧穴"则为所有穴位的总称。

(一)腧穴分类

1.经穴

经穴是指归属于十二经脉与任督二脉的腧穴,称为十四经穴,简称经穴。分布于十二经脉的腧穴均为左右对称的双穴;分布于任督二脉的腧穴,均为单穴。经穴具有主治本经病症的共同作用,十二经腧穴还治疗相连属的脏腑病症。经穴共361个。

2.经外穴

又叫经外奇穴。十指没有归属十四经,但有穴名、定位、主治的一类腧穴。虽未归属十四经,但对某些病症有特殊的治疗作用,故又称奇穴。

3.阿是穴

阿是穴又叫"天应穴""不定穴""压痛穴"。《内经》说"以痛为输",这类穴位既无定名,又无定位,而是以压痛点或反应点作为腧穴的。

(二)腧穴的治疗作用

1.近治作用

所有腧穴都能够治疗该穴所在部位及邻近组织、器官的病症,叫作近治作用。如眼睛周围穴位能治疗眼病。

2.远治作用

在十四经腧穴中,尤其是十二经脉在四肢肘膝关节以下的腧穴,不仅能治局部病症,而且对本经病循行所及的远隔部位的组织、器官和脏腑的病症也有较好的治疗作用,如足三里不仅是治疗胃脘痛的要穴,也是强壮要穴。

3.特殊作用

腧穴的特殊作用是指刺激同一个穴位,对机体的不同状态起

141

着双向良性调节作用。如腹泻时,刺激天枢穴,可以止泻;便秘时,刺激天枢穴,可以通便。

十四经穴的主治作用,归纳起来大体是:本经腧穴能治本经病,表里经腧穴能相互治疗表里两经病,邻近穴能配合治疗局部病。

(三)特定穴的意义

特定穴是指十四经中若干类具有特殊治疗作用,并有特定名称的腧穴。

1.五输穴

五输穴即十二经中的"井、荥、输、经、合"五个特定腧穴,简称"五输"。它们大多分布在肘膝关节以下,并从四肢末端向肘膝方向排列。经气在人体内运行就如水流在自然界运行。经气所出就如水的源头,称为"井";经气如泉水微流的部位称"荥";经气所注,水流由浅到深,称为"输";经气所行,像水在河中流淌,称为"经";经气所合,恰似百川汇合入海,多位于肘膝关节附近,称为"合"。

2.原穴

原穴是脏腑原气所经过和留止的部位。十二经脉在腕踝关节附近各有一个原穴,统称"十二原"。六阴经中的原穴即五输穴中的"输穴";在六阳经中,原穴单独存在。

3.俞穴、募穴

俞穴是脏腑之气输注于背腰部的腧穴;募穴是脏腑之气输注于胸腹部的腧穴。

4.八会穴

八会穴即脏、腑、气、血、筋、脉、骨、髓的精气汇聚的八个腧穴,分布于躯干和四肢。

5. 郄穴

"郄"是空隙之意,郄穴是个经气深集的部位。十二经脉加上阴、阳维脉和阴、阳蹻脉各有一个郄穴,共十六个,多分布在肘膝关节以下。

6. 下合穴

下合穴是指手足三阳六腑之气,下合于手足三阳经的六个腧穴。

7. 八脉交会穴、交会穴

八脉交会穴是指奇经八脉和十二经脉之气相通的八个腧穴,均分布于腕踝关节上下。交会穴,顾名思义,是指两经以上的经脉相交或会合处的腧穴,多分布于头面躯干部位。

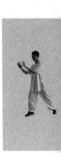

(四)腧穴的定位方法

腧穴定位的正确与否直接影响着治疗效果。常用的腧穴定位法可分为体表解剖标志定位法、"骨度"折量定位法、指寸定位法三种。

体表解剖标志定位法

是指以体表解剖学标志为依据来确定穴位位置的方法。

全身主要解剖标志如下:

1. 头部:①前发际正中,②后发际正中,③额角,④完骨。

2. 面部:①眉间,②瞳孔或目中。

3. 颈项部:①喉结,②第七颈椎棘突。

4. 胸部:①胸骨上窝,②胸剑联合中点,③乳头。

5. 腹部:①脐中,②耻骨联合上缘,③髂前上棘。

6. 侧胸、侧腹部:①腋窝顶点,②第十一肋端。

7. 背、腰、骶部:①第七颈椎棘突,②第一至十二胸椎棘突、第一至五腰椎棘突、骶正中嵴、尾骨,③肩胛冈根部点,④肩峰角,⑤髂后上棘。

8.上肢:①腋前纹头,②腋后纹头,③肘横纹,④肘尖,⑤腕掌背侧横纹。

9.下肢:①股骨大转子,②股骨内侧髁,③胫骨内侧髁,④臀下横纹,⑤犊鼻,⑥腘横纹,⑦内踝尖,⑧外踝尖。

骨度分寸定位法

这是指以骨节为标志两全身各部的长度和宽度,定出分寸,用于腧穴定位的方法。是以《灵枢·骨度》规定了人体各部位的分寸为基础,结合历代创用的折量分寸,作为定穴依据。全身主要"骨度"折量寸见表4-1和图4-8。

表4-1 "骨度"折量寸

部位	起 止 点	折量寸
头面部	前发际正中→后发际正中	12
	眉间(印堂)→前发际正中	3
	第七颈椎棘突下(大椎)→后发际正中	3
	眉间→后发际正中→第七颈椎棘突下(大椎)	18
	前额两发角(头维)之间	9
	耳后两乳突(完骨)之间	9
胸腹肋部	胸骨上窝(天突)→胸剑联合中点(歧骨)	9
	胸剑联合中点(歧骨)→脐中	8
	脐中→耻骨联合上缘(曲骨)	5
	两乳头之间	8
	腋窝顶点→第十一肋游离端(章门)	12

部位	起　止　点	折量寸
背腰部	肩胛骨内缘→后正中线	3
	肩峰缘→后正中线	8
上肢部	腋前后纹头→肘横纹(平肘尖)	9
	肘横纹(平肘尖)→腕掌(背)侧横纹	12
下肢部	耻骨联合上缘→股骨内侧髁上缘	18
	胫骨内侧髁上缘→内踝尖	13
	股骨大转子→腘横纹	19
	腘横纹→内踝尖	16

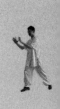

指寸定位法

根据患者本人手指所规定的分寸以量取腧穴的方法。

中指同身寸:患者中指中节桡侧两纹头之间的距离(拇中指屈曲成环行之间的距离)作为 1 寸。

拇指同身寸:以患者拇指指间关节的宽度作为 1 寸。

横指同身寸(一夫法):患者尺侧手四指并拢,以其中中指中节横纹为准,其四指的宽度作为 3 寸。图 4 –8"骨度"折量背面、正面、头部,图 4 –9 指寸定位法。

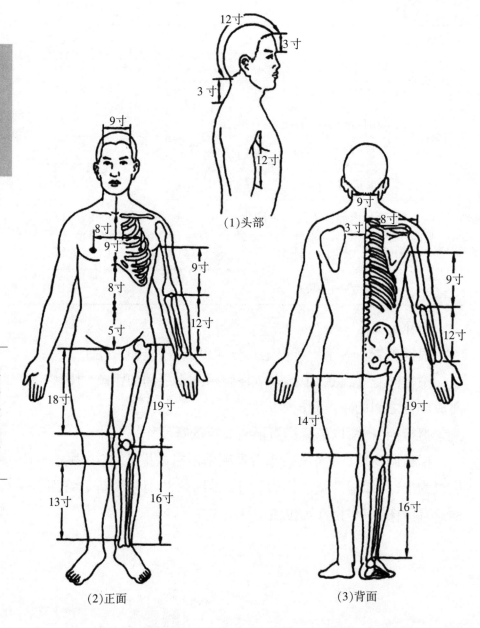

(1)头部

(2)正面

(3)背面

"骨度"折量背面   "骨度"折量正面

图 4－8

146

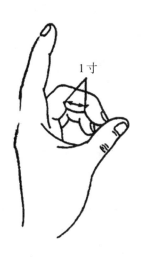
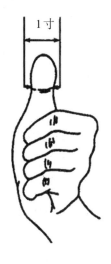
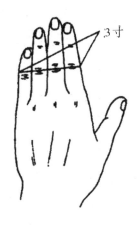

指寸定位法:中指寸　　　　　拇指寸　　　　　一夫法

图 4 - 9

第二节　头面部腧穴

（一）百会

【归属】督脉。

【定位】后发际正中直上 7 寸,或当头部正中线与两耳尖连线的交点处。

【解剖】在帽状腱膜中;有左右颞浅动、静脉及左右枕动、静脉吻合网;布有枕大神经及额神经分支。

【主治】癫狂、中风、头痛、头晕、耳鸣、目眩、鼻塞、遗尿、脱肛、阴挺等症。

147

【手法】术者用拇指端按揉或揉,按 30 ~ 50 次,揉 100 ~ 200

次,称按揉百会或揉百会。

【注意事项】平刺0.5~0.8寸;升阳举陷可以用灸法。

(二)攒竹

【归属】足膀胱经。

【定位】眉头凹陷中,约在目内眦直上。

【解剖】有额肌及皱眉肌;当额动、静脉处;布有额神经内侧支。

【主治】疏风散寒、醒脑明目、镇惊安神。常用于外感发热、头痛、眉棱骨痛等症;治疗眼睑𥆧动、眼睑下垂、目视不明、目赤肿痛等目疾;也可治疗急性腰扭伤。

【手法】术者两拇指自下而上交替只推,推30~50次,称推攒竹,亦称开天门。

【注意事项】可向眉中或眼眶内缘平刺或斜刺0.5~0.8寸。禁灸。

(三)印堂

【归属】奇穴。

【定位】两眉心内侧连线中心。

【解剖】浅层皮肤由额神经的滑车上神经分布。肌肉由面神经的颞支支配,血液供拉来自滑车上动脉和眶上动脉的分支及伴行同名静脉。

【主治】头痛、眩晕、失眠、结膜炎、睑缘炎、鼻炎、额宾炎、鼻出血、面神经麻痹、三叉神经痛、子痫、高血压、小儿惊风等。

【手法】术者用拇指甲在眉心处掐,掐5次,称掐印堂。或用拇指端揉,揉20~50次,称揉印堂。

【注意事项】向下平刺0.3~0.5寸,或三棱针放血;可灸。

（四）太阳

【归属】奇穴。

【定位】眉后 1 寸凹陷处。

【解剖】穴下有皮肤、皮下组织、眼轮匝肌、颞筋膜和颞肌。分布有颧神经的分支颧面神经,面神经的题支和颧支,下颌神经的题神经和题浅动、静脉的分支或属支。

【主治】推揉太阳:疏风解表、清热、明目止头痛。主要用于外感发热。

【手法】术者两拇指桡侧自前向后直推,推 30 ~ 50 次,称推太阳。用中指端揉该穴,揉 30 ~ 50 次,称揉太阳。揉 4 按 2,计24 次。

【注意事项】直刺或斜刺 0.3 ~ 0.5 寸,或点刺出血。

（五）天柱

【归属】足太阳膀胱经。

【定位】后发际正中旁开 1.3 寸。

【解剖】天柱穴下为皮肤、皮下组织、项筋膜、斜方肌、头夹肌、头半棘肌、头后大直肌。分布着枕大神经干和枕动、静脉干。

【主治】推、刮天柱骨:降逆止呕,祛风散寒。治疗外感发热、颈项强痛等症。

【手法】术者用拇指或食指指面自上向下直推,推 50 ~ 100 次,称推天柱。或用汤匙边蘸水自上向下刮,刮至皮下轻度瘀血即可,称刮天柱。

【注意事项】直刺或斜刺 0.5 ~ 0.8 寸,不可向上方深刺,以免伤及延髓。

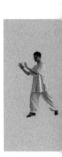

（六）风池

【归属】足少阳胆经。

【定位】风府穴两侧入发际凹陷中。

【解剖】在胸锁乳突肌与斜方肌上端附着部之间的凹陷中,深层为头夹肌;有枕动、静脉分支;布有枕小神经之支。

【主治】疏风解表,止咳化痰,安神除烦。

【手法】用拇指或中指做按揉法,揉4按2,计24次。

【注意事项】针尖微下,向鼻尖斜刺0.8~1.2寸,或平刺透风府穴。严格掌握针刺角度和深度,以免伤及延髓。

（七）承浆

【归属】任脉。

【定位】下唇的中央凹陷中。

【解剖】在口轮匝肌和颏肌之间;有下唇动、静脉分支;布有面神经及颏神经分支。

【主治】口眼歪斜、齿龈肿痛、流涎等口部病症;暴喑、癫狂等。

【手法】用拇指甲掐之,继而揉之。

【注意事项】斜刺0.3~0.5寸。

（八）迎香

【归属】手阳明大肠经。

【定位】鼻翼旁0.5寸,鼻唇沟中。

【解剖】在上唇方肌中,深部为梨状孔的边缘;有面动、静脉及眶下动、静脉分支;布有面神经与眶下神经的吻合丛。

【主治】揉迎香:宣肺气、通鼻窍。治疗感冒或慢性鼻炎等引起的鼻塞流涕、呼吸不畅效果较好。也可治疗目赤肿痛、口眼歪斜、面痛、唇肿、面部如蚁走感、丹毒、荨麻疹等。

【手法】术者用食指、中指按揉,揉20~30次称揉迎香。

【注意事项】略向内上方斜刺或平刺0.3~0.5寸。

（九）瞳子髎

【归属】足少阳胆经。

【定位】目外眦后0.5寸,眶骨外侧凹陷中。

【解剖】有眼轮匝肌,深层为颞肌;当颧眶动、静脉分布处;布有颧面神经和颧颞神经,面神经的额颞支。

【主治】头痛,口眼㖞斜等;目赤肿痛、羞明流泪、内障、目翳等目疾。

【手法】术者用两拇指掐或揉,掐3~5次,揉30~50次,称掐揉瞳子髎。

【注意事项】平刺0.3~0.5寸。或三棱针点刺出血。

（十）水沟

【归属】督脉。

【定位】人中沟正中线上1/3与下2/3交界处。

【解剖】在口轮匝肌中,有上唇动、静脉;布有眶下神经支及面神经颊支。

【主治】掐人中:定惊安神,通关开窍,常用于急救;治疗昏迷、晕厥、中风、中暑、癔症、癫狂痫、急慢惊风等;治疗鼻塞、鼻衄、面肿、口㖞、齿痛、牙关紧闭;也可治疗闪挫腰痛。

【手法】术者用拇指指甲或食指指甲掐之,掐5~10次或醒后即止,称掐人中。

【注意事项】向上斜刺0.3~0.5寸,强刺激;或指甲掐按。

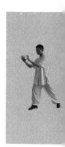

第三节　胸腹部腧穴

（一）中府

【归属】手太阴肺经募穴。

【定位】在胸部,横平第1肋间隙,锁骨下窝外侧,前正中线旁开6寸。简便取穴法:正坐位,以手叉腰,先取锁骨外端下方凹陷处的云门穴,当云门直下1寸,平第一肋间隙处取之。

【解剖】浅层布有锁骨上中间神经,第一肋间神经外侧皮支,头静脉等。深层有胸肩峰动、静脉,胸内、外侧神经。

【主治】①咳嗽、气喘、胸痛;②肩背痛。

【手法】常用点法、按法、弹拨法。向外用力,可见局部酸胀感。

【注意事项】向外斜刺或平刺0.5~0.8寸。不可向内深刺,以免伤及脏器。

（二）云门

【归属】手太阴肺经。

【定位】在胸部,锁骨下窝凹陷中,肩胛骨喙突内缘,前正中线旁开6寸。

【解剖】浅层布有锁骨上中间神经,头静脉。深层有胸肩峰动、静脉支,胸内、外侧神经的分支。

【主治】①咳嗽、气喘、胸痛;②肩痛。

【手法】常用点法、按法、揉法。垂直方向用力,点按时可见局部酸胀或麻木感。

【注意事项】向外斜刺0.5~0.8寸。不可向内深刺,以免伤及肺脏。

（三）鸠尾

【归属】任脉络穴。

【定位】在上腹部，剑胸结合下1寸，前正中线上。

【解剖】浅层主要布有第7胸神经前支的前皮支。深层有第7胸神经前支的分支。

【主治】①胸闷，胸痛，心痛，心悸；②呃逆，呕吐；③癫狂痫。

【手法】常用点法、按法、揉法。垂直方向用力，点按时可见局部酸胀或麻木感。

【注意事项】直刺0.3~0.6寸。

（四）天突

【归属】任脉。任脉、阴维脉之交会穴。

【定位】在颈前区，胸骨上窝中央，前正中线上。

【解剖】浅层布有锁骨上内侧神经，皮下组织内有颈阔肌和颈静脉弓。深层有头臂干、左颈总动脉、主动脉弓和头臂静脉等。

【主治】①咳嗽、气喘、胸痛；②咽喉肿痛、暴喑、瘿气、梅核气；③噎膈。

【手法】常用按压法或点法，食指或中指指腹向胸骨方向用力，以局部酸胀为度。

【注意事项】先直刺0.2~0.3寸，当针尖超过胸骨柄内缘后，即向下沿胸骨柄后缘、气管前缘缓慢向下刺入0.5~1寸。

（五）巨阙

【归属】任脉，心之募穴。

【定位】在上腹部，脐中上6寸，前正中线上。

【解剖】浅层主要布有第7胸神经前支的前皮支，腹壁的浅静脉。深层有第7胸神经前支的分支。

【主治】①胸闷、胸痛、心痛、心悸；②呕吐、腹胀；③癫狂痫。

【手法】常用按压法或点法，以局部酸胀为度。

【注意事项】向上斜刺0.5～1寸。不可深刺，以免伤及肝脏。

（六）中脘

【归属】任脉 胃之募穴，腑会，任脉、小肠经、三焦经、胃经之交会穴。

【定位】在上腹部，脐中上4寸，前正中线上。

【解剖】浅层主要布有第8胸神经前支的前皮支，腹壁浅静脉的属支。深层有第8胸神经前支的分支。

【主治】①胃痛、呕吐、吞酸、呃逆、吞酸；②腹胀、腹痛、泄泻；③疳疾、黄疸；④癫狂、失眠。

【手法】常用按压法或点法，向腹部垂直向下用力，点按时可见局部酸胀感。

【注意事项】直刺0.3～0.5寸。

（七）梁门

【归属】足阳明胃经。

【定位】在上腹部，脐中上3寸，前正中线旁开2寸。

【解剖】浅层布有第7、8、9胸神经前支的外侧皮支和前皮支，腹壁浅静脉。深层有腹壁上动、静脉的分支或属支，第7、8、9胸神经前支的肌支。

【主治】①腹胀、腹痛、肠鸣泄泻；②水肿、小便不利。

【手法】常用按压法或点法，向腹部垂直向下用力，点按时可见局部酸胀感。

【注意事项】直刺0.3～0.5寸。

（八）神阙

【归属】任脉

【定位】在脐区,脐中央。

【解剖】浅层主要布有第10胸神经前支的前皮支,腹壁脐周静脉网。深层有第10胸神经前支的分支。

【主治】①中风脱证、虚脱、形寒神惫、尸厥、风痫;②腹痛、腹胀、泄泻、痢疾、便秘、脱肛;③水肿、鼓胀、小便不利。

【手法】常用振法或颤法,掌心向下,快速震颤。

【注意事项】禁针,可灸。

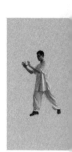

（九）天枢

【归属】足阳明胃经、手阳明大肠经之募穴。

【定位】在腹部,横平脐中,前正中线旁开2寸。

【解剖】浅层布有第9、10、11胸神经前支的外侧皮支和前皮支,脐周静脉网。深有腹壁上、下动静脉的吻合支,第9、10、11胸神经前支的肌支。

【主治】①腹痛、腹胀、肠鸣泄泻、便秘、痢疾等胃肠病;②月经不调、痛经。

【手法】常用按压法或点法,向腹部垂直向下用力,点按时可见局部酸胀感。

【注意事项】直刺1~1.5寸。可灸,孕妇不可灸。

（十）腹结

【归属】足太阴脾经。

【定位】在下腹部,脐中下1.3寸,前正中线旁开4寸。

【解剖】浅层布有第10、11、12胸神经前支的外侧皮支,胸腹壁静脉的属支。深层有第10、11、12胸神经前支的肌支及伴行的动、

155

静脉。

【主治】①腹痛、腹泻、便秘；②疝气。

【手法】常用按压法或点法，向腹部垂直向下用力，点按时可见局部酸胀感。

【注意事项】直刺0.3～0.5寸。

（十一）气海

【归属】任脉

【定位】在下腹部，脐中下1.5寸，前正中线上。

【解剖】浅层主要布有第11胸神经前支的前皮支，脐周静脉网。深层主要有第11胸神经前支的分支。

【主治】①中风脱证、形体羸瘦、脏气衰、乏力；②腹痛、泄泻、痢疾、便秘；③小便不利、遗尿；④遗精、阳痿、滑精；⑤月经不调、闭经、崩漏、带下、阴挺；⑥水肿、气喘。

【手法】常用按压法或点法，向腹部垂直向下用力，点按时可见局部酸胀感。

【注意事项】孕妇禁用；进针时膀胱排空，直刺0.3～0.5寸。

（十二）关元

【归属】任脉。小肠之募穴，任脉、脾经、肝经、肾经、冲脉之交会穴。

【定位】在下腹部，脐中下3寸，前正中线上。

【解剖】浅层主要有12胸神经前支的前皮支，腹壁浅动、静脉的分支或属支。深层主要有第12胸神经前支的分支。

【主治】①中风脱证、虚劳冷惫、羸瘦无力；②少腹疼痛、腹泻、痢疾、脱肛、疝气；③遗精、阳痿、早泄、尿闭、尿频；④月经不调、带下、痛经、经闭、崩漏、带下、阴挺。

【手法】常用按压法或点法,向腹部垂直向下用力,点按时可见局部酸胀感。

【注意事项】孕妇禁用;进针时排空膀胱,直刺0.3~0.5寸。

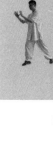

(十三)水道

【归属】足阳明胃经

【定位】在下腹部,脐中下3寸,前正中线旁开2寸。

【解剖】浅层布有第11、12胸神经前支和第1腰神经前支的前皮支及外侧皮支,腹壁浅动、静脉。深层有第11、12胸神经前支的肌支。

【主治】①小腹胀满、腹痛;②小便不利、疝气;③痛经、不孕。

【手法】常用按压法或点法,向腹部垂直向下用力,点按时可见局部酸胀感。

(十四)归来

【归属】足阳明胃经。

【定位】在下腹部,脐中下4寸,前正中线旁开2寸。

【解剖】浅层布有第11、12胸神经前支和第1腰神经前支的前皮支及外侧皮支,腹壁浅动、静脉的分支或属支。深层有腹壁下动、静脉的分支或属支,第11、12胸神经前支的肌支。

【主治】①小腹痛、疝气、小便不利;②月经不调、痛经、经闭、带下、阴挺。

【手法】常用按压法或点法,向腹部垂直向下用力,点按时可见局部酸胀感。

【注意事项】直刺0.3~0.5寸。

(十五)中极

【归属】任脉。膀胱之募穴,任脉、脾经、肝经、肾经之交会穴。

【定位】在下腹部,脐中下4寸,前正中线上。

【解剖】浅层主要布有髂腹下神经的前皮支,腹壁浅动、静脉的分支或属支。深层有髂腹下神经的分支。

【主治】①少腹胀满、小便不利、遗尿;②遗精、阳痿;③月经不调、痛经、赤白带下。

【手法】常用按压法或点法,向腹部垂直向下用力,点按时可见局部酸胀感。

【注意事项】孕妇禁用;进针时排空膀胱,直刺0.3~0.5寸。

(十六)曲骨

【归属】任脉。

【定位】在下腹部,耻骨联合上缘,前正中线上。

【解剖】浅层主要布有髂腹下神经前皮支,腹壁浅静脉的属支。深层主要有髂腹下神经的分支。

【主治】①少腹胀满、小便不利、遗尿;②遗精、阳痿;③月经不调、痛经、赤白带下。

【手法】常用按压法或点法,向腹部垂直向下用力,点按时可见局部酸胀感。

【注意事项】孕妇慎用;进针时排空膀胱,直刺0.3~0.5寸。

(十七)气冲

【归属】足阳明胃经。

【定位】在腹股沟区,耻骨联合上缘,前正中线旁开2寸,动脉搏动处。

【解剖】浅层布有腹壁浅动、静脉,第12胸神经前支和第1腰神经前支的外侧皮支及前皮支。深层下外侧在腹股沟管内有精索或子宫圆韧带、髂腹股沟神经和股神经生殖支。

峨眉伤科疗法流派
——罗氏手法精粹

【主治】①肠鸣腹痛、疝气；②月经不调、不孕、阳痿、阴肿。

【手法】常用按压法或点法，向腹部垂直向下用力，点按时可见局部酸胀感和指下跳动感。待指下跳动明显时（约 2 分钟），快速松手。

【注意事项】避开动脉，进针时排空膀胱，直刺 0.3～0.5 寸。

（十八）会阴

【归属】任脉。

【定位】在会阴区，男性在阴囊根部与肛门连线的中点。女性在大阴唇后联合与肛门连线的中点；取穴法：胸膝位或侧卧位，在前后二阴之间。

【解剖】浅层布有股后皮神经会阴支，阴部神经的会阴神经分支。深层有阴部神经的分支，阴部内动、静脉的分支或属支。

【主治】①小便不利、遗尿、阴痒、阴痛；②遗精、阳痿、月经不调；③溺水窒息、昏迷、癫狂。

【手法】常用按压法或点法，垂直点按于穴位，以有酸胀感为度。

【注意事项】孕妇慎用。

第四节　背腰部腧穴

（一）大椎穴

【归属】督脉上的穴位。

【定位】位于第 7 颈椎棘突下凹陷中。

【解剖】在腰背筋膜、棘上韧带及棘间韧带中；有颈横动脉分支,棘间皮下静脉丛;布有第八颈神经后支内侧支。

【主治】热病、疟疾、咳嗽、喘逆、骨蒸潮热、项强、肩背痛、腰脊强、角弓反张、小儿惊风、癫狂痫证、中暑、霍乱、呕吐、风疹。

【手法】此穴推拿操作以擦法,滚法、揉法为主。可灸。针刺可在穴位右侧方进针。

【注意事项】注意定位要准确,若突起骨不太明显,让患者活动颈部,不动的骨节为第一胸椎,上一个椎体则是第七颈椎,约与肩平齐。

（二）定喘穴

【归属】经外奇穴。

【定位】俯卧位或正坐低头,穴位在背部,第七颈椎棘突下,旁开0.5寸处。

【解剖】在斜方肌、菱形肌、头夹肌、最长肌中;浅层主要布有第8颈神经后支的内侧皮支。深层有颈横动、静脉的分支或属支及第8颈神经,第1胸神经后支的肌支。

【主治】落枕、肩背痛喘、支气管炎、支气管哮喘、百日咳。

【手法】此穴推拿操作以擦法、滚法、揉法为主。可灸。

【注意事项】注意保护皮肤,擦法操作过程中,不要把皮肤擦伤。

（三）大杼

【归属】属足太阳膀胱经的经穴。

【定位】位于脊柱区,第1胸椎棘突下,后正中线旁开1.5寸。

【解剖】大杼穴下为皮肤、皮下组织、斜方肌、菱形肌、上后锯肌、骶棘肌。有肋间动、静脉后支的内侧支。皮肤有第七颈神经和分布着第一、二胸神经后支的内侧皮支,深层为外侧支。

【主治】主治胸肺、项背等疾患。如伤风头痛、咳嗽气急、喘息喉痹、颈项强、肩背痛、热病、胸胁气满、腰脊强痛、癫痫、厥逆、眩晕、虚劳、骨髓冷痛、疟疾等。现代又多用以治疗感冒、发热、支气管炎、肺炎、腰背肌痉挛、骨结核、肢体麻木等症。

【手法】此穴推拿操作以滚法、揉法操作为主。可灸。

【注意事项】注意穴位的准确定位,注意将第七颈椎和第一胸椎准确定位区分开。

（四）风门

【归属】属足太阳膀胱经的经穴

【定位】穴位于背部,当第2胸椎棘突下,旁开1.5寸。

【解剖】斜方肌,菱形肌,上后锯肌,有第二肋间动、静脉后支;布有二、三胸神经后支的皮支,深层为第三胸神经后支外侧支。

【主治】伤风、咳嗽、发热头痛、项强、胸背痛、项痹病。

【手法】此穴推拿操作以擦法、拨法、滚法、揉法为主。可灸。

【注意事项】做针刺治疗时,针尖一定要抵在横突上,此为安全。（有些患者,此处有非常明显的脂肪堆积,俗称"富贵包",在此进行长针针刺,疗效很好。）

（五）肩井穴

【归属】肩井穴是足少阳胆经的常用腧穴之一。

【定位】位于大椎与肩峰端连线的中点上,前直对乳中。

【解剖】有斜方肌、肩胛提肌;浅层布有锁骨上神经及颈浅动、静脉的分支或属支;深层有颈横动、静脉或属支和肩胛背神经的分支。

【主治】常用于治疗肩颈部软组织疾患、乳腺炎等。

【手法】此穴主要是点法、拨法、拍法为主。可灸。

【注意事项】此穴在点按操作时,需注意将所发力垂直向下,透过肌肉间隙向下点按,不要点在肌腹上。针刺该穴位时一定注意进针角度,和进针力度,一定要注意避免气胸。

（六）肩中俞

【归属】属手太阳小肠经。

【定位】倾坐位或俯伏位,在第七颈椎棘突下,大椎(督脉)旁开 2 寸处取穴。

【解剖】穴下为皮肤、皮下组织、斜方肌筋膜、斜方肌、肩胛提肌、小菱形肌。

【主治】呼吸系统疾病:支气管炎、哮喘、支气管扩张、吐血;视力减退,肩背疼痛等。

【手法】此穴推拿操作以㨰法、揉法为主。可灸。

【注意事项】同风门穴。

（七）肩外俞

【归属】手太阳小肠经。

【定位】在第一胸椎棘突下旁开 3 寸。

【解剖】在肩胛骨内侧角边缘,表层为斜方肌,深层为肩胛提肌和菱形肌;有颈横动、静脉;布有第 1 胸神经后支内侧皮支、肩胛背神经和皮神经。

【主治】主治肩背疼痛、颈项强急等肩背、颈项痹症。

【手法】此穴推拿操作以揉法、㨰法为主。可灸。

【注意事项】同风门穴。

（八）肩贞穴

【归属】手太阳小肠经。

【定位】在肩关节后下方,臂内收时,腋后纹头上 1 寸。

【解剖】布有腋神经分支,深部上方为桡神经,并有旋肩胛动、静脉。

【主治】肩胛疼痛、手臂不举、上肢麻木、耳鸣、齿疼、瘰疬及肩关节周围炎等。

【手法】此穴推拿操作以点法为主。可灸。

【注意事项】注意取穴位的准确性。

（九）天宗

【归属】手太阳小肠经。

【定位】位于肩胛区,肩胛冈中点与肩胛骨下角连线上 1/3 与下 2/3 交点凹陷中。

【解剖】在冈下窝中央冈下肌中;有旋肩胛动、静脉肌支;布有肩胛神经。

【主治】局部病证、颈肩部疼痛、气喘。

【手法】此穴推拿操作主要以点法,拨法为主。可灸。

【注意事项】此穴在操作的过程中,要有酸胀感为佳。针刺该穴位时一定要注意,有些病人该穴位先天发育不全,肩胛骨没有完全长好,不要过于用力向下针刺,防止气胸的发生。

（十）气海俞

【归属】足太阳膀胱经。

【定位】位于第 3 腰椎棘突下,旁开 1.5 寸。

【解剖】腰背筋膜、最长肌和髂肋肌之间;有第 3、第 4 腰动、静脉后支;布有第 3、第 4 腰神经后支的外侧支,深层为腰丛。

【主治】现代常用于治疗腰骶神经根炎、腰肌劳损、下肢瘫痪、痛经、性功能障碍等病症。

【手法】此穴位推拿操作以点法、揉法、搓法为主。可灸。

【注意事项】点按此穴时,有明显的酸胀感为佳。

（十一）肾俞

【归属】足太阳膀胱经。

【定位】位于第2腰椎棘突下,旁开1.5寸。

【解剖】在腰背筋膜、最长肌和髂肋肌之间;有第2、第3腰动、静脉分支;布有第2、第3腰神经后支的皮支,深层为腰丛。

【主治】腰痛、生殖泌尿疾患、耳鸣、耳聋。

【手法】此穴位推拿操作以点法、揉法、擦法为主。可灸。

【注意事项】点按此穴时,有明显的酸胀感为佳。

（十二）关元俞

【归属】足太阳膀胱经。

【定位】位于身体骶部,当第五腰椎棘突下,左右旁开2指宽处。

【解剖】有骶棘肌,有腰最下动、静脉后支的内侧支;布有第五腰神经后支。

【主治】腹胀、肠鸣、泻泄、月经不调、小便不利、腰痛。

【手法】此穴位推拿操作以点法、揉法、擦法为主。可灸。

【注意事项】点按此穴时,有明显的酸胀感为佳,若能向下传到下肢,疗效更好。

（十三）大肠俞

【归属】足太阳膀胱经。

【定位】在腰部,当第4腰椎棘突下,旁开1.5寸。

【解剖】在腰背筋膜、最长肌和髂肋肌之间;有第4、第5腰动、静脉后支;布有第4、第5腰神经皮支,深层为腰丛。

【主治】腹痛、腹胀、肠鸣、泻痢、便秘、腰脊痛、细菌性痢疾、肠梗阻、坐骨神经痛等。

【手法】此穴推拿操作以点法、㨰法、揉法为主。可灸。

【注意事项】点按此穴时,有明显的酸胀感为佳,若能向下传到下肢,疗效更好。

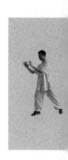

（十四）秩边穴

【归属】足太阳膀胱经。

【定位】平第 4 骶后孔,骶正中嵴旁开 3 寸。

【解剖】有臀大肌,在梨状肌下缘;正当臀下动、静脉;布有臀下神经及股后皮神经,外侧为坐骨神经。

【主治】腰骶痛、下肢痿痹等腰及下肢病症、小便不利、便秘、痔疾。

【手法】此穴手法多以点法、拨法为主。可灸。

【注意事项】该穴位在推拿操作时,有明显的酸胀感向下肢传导为最佳。针刺该穴位时,有明显的麻胀感向下肢放射为佳。

（十五）至阳

【归属】督脉。

【定位】第 7 胸椎棘突下凹陷中。

【解剖】有腰背筋膜,棘上韧带及棘间韧带;有第 7 肋间后动、静脉背侧支及棘突间静脉丛;布有 7 胸神经后支的内侧支。

【主治】胸胁胀痛、黄疸;脊背强痛;咳嗽、气喘。

【手法】此穴位推拿操作以点法为主。可灸。

【注意事项】该穴位在推拿操作时,一定要注意力度不能过大,过大会伤到韧带。针刺操作时,针进入的位置一定要到达两个棘突尖的间隙里面,并且伴有明显的酸胀感。

（十六）命门

【归属】督脉。

【定位】位于第二、三腰椎棘突间。

【解剖】在腰背筋膜、棘上韧带及棘间韧带中；有腰动脉后支及棘间皮下静脉丛；布有腰神经后支内侧支。

【主治】虚损腰痛、遗尿、泄泻、遗精、阳痿、早泄、赤白带下、月经不调、胎屡坠、汗不出等。

【手法】此穴位推拿操作以点法为主。可灸。

【注意事项】该穴位在操作时，一定要注意力度不能过大，过大会伤到韧带。针刺操作时，针进入的位置一定要到达两个棘突尖的间隙里面，并且伴有明显的酸胀感。

（十七）三焦俞

【归属】足太阳膀胱经

【定位】该穴位于腰部，当第1腰椎棘突下，旁开1.5寸。

【解剖】在腰背筋膜，最长肌和髂肋肌之间；有第一腰动、静脉后支；布有第十胸神经后支的皮支，深层为第一腰神经后支外侧支。

【主治】肠鸣、腹胀、呕吐、泄泻、痢疾、水肿、腰背强痛。

【手法】此穴推拿操作以点法、擦法、揉法为主。可灸。

【注意事项】该穴位针刺时，进针不宜过深，深度以0.5~1cm为宜。进针角度以斜向脊柱方向为安全。

（十八）膀胱俞

【归属】足太阳膀胱经

【定位】该穴道时常采取俯卧的姿势，此穴位于身体骶部，第二骶椎棘突下，旁开1.5寸，与第二骶后孔齐平。

【解剖】在骶棘肌起部和臀大肌起部之间；有骶外侧动、静脉后支；布有臀中皮神经分支。

【主治】腰痛病、夜尿症、膀胱肾脏疾病等。

【手法】此穴推拿操作以点法、㨰法、揉法为主。可灸。

【注意事项】该穴位针刺时，进针不宜过深，深度以 0.5～1 cm 为宜。进针角度以斜向脊柱方向为安全。

（十九）督俞

【归属】足太阳膀胱经

【定位】在背部，当第 6 胸椎棘突下，旁开 1.5 寸。

【解剖】布有肩背神经，第六、七胸神经后支的内侧皮支及外侧支，第六肋间动、静脉后支的内侧支。

【主治】心痛、腹痛、肠鸣、呃逆、心绞痛、乳腺炎、银屑病、背部疼痛等。

【手法】此穴推拿操作以点法、㨰法、揉法为主。可灸。

【注意事项】该穴位针刺时，进针不宜过深，深度以 0.5～1 cm 为宜。进针角度以斜向脊柱方向为安全，或者斜行向下进针，透刺，可以缓解腰背肌的劳损。

（二十）腰阳关

【归属】督脉

【定位】在脊柱区，第 4 腰椎棘突下凹陷中，后正中线上，约以髂脊相平。

【解剖】有腰背筋膜，棘上韧带及棘间韧带；有第 4 腰动、静脉背侧支，棘突间静脉丛布有第 4 腰神经后支内侧支。

【主治】腰骶疼痛、下肢痿痹；月经不调、赤白带下等妇科病症；遗精、阳痿等男科病症。

167

【手法】此穴位推拿操作以点法为主。可灸。

【注意事项】该穴位在操作时,一定要注意力度不能过大,过大会伤到韧带。针刺操作时,针进入的位置一定要到达两个棘突尖的间隙里面,并且伴有明显的酸胀感为佳。

（二十一）腰眼

【归属】经外奇穴。

【定位】腰眼穴在人体位于腰部第四腰椎棘突左右旁开3.5寸的凹陷处。

【解剖】在腰背筋膜、背阔肌、髂肋肌中;浅层主要布有臀上皮神经和第4腰神经后支的皮支。深层主要布有第4腰神经后支的肌支和第4腰动、静脉的分支或属支。

【主治】腰痛;月经不调、带下。

【手法】揉腰眼;擦腰眼;点揉腰眼;拿腰眼;抖腰眼;叩击腰骶部。可灸。

揉腰眼:两手握拳,用拇指掌指关节紧按腰眼,作旋转用力按揉30～50次,以腰酸胀为宜。

擦腰眼:两手掌根紧按腰部,用力上下擦动,动作要快速有力,发热为止,切忌不能憋住呼吸操作,要保持呼吸自然。

点揉:双手后背,以中指指腹着力,点按在脊柱的棘突,其余手指着力于中指上下,以辅助点揉发力。双手要尽量后背、上够,凡是手能够及的棘突和棘突下凹陷中的穴位,均应逐一点揉,直至阳关穴下(即第五腰椎棘突),反复30次左右。

捏拿腰眼:用双手拇指和食指同时捏拿脊柱两侧的骶棘肌。从上向下分别捏拿、提放腰部肌肉,直至骶部。如此自上而下捏拿4次。

抖动腰眼:两手拇指指腹按压在腰眼穴,其余四肢放于腹部,做快速上下抖动 15～20 次;切忌不能憋住呼吸操作,要保持呼吸自然。

叩击腰骶部:双手握空拳,以拳眼用力,有节奏地交替叩击腰骶部,注意由腕部发力,力度轻一点,从上至下,反复叩击 15～30 次。

【注意事项】手法操作过程中需要注意以下几点。

(二十二)上髎

【归属】足太阳膀胱经。

【定位】在骶部,当髂后上棘与中线之间,适对第 1 骶后孔处。

【解剖】在骶棘肌起始部及臀大肌起始部;当额外侧动、静脉后支处;布有第一骶神经后支。

【主治】大小便不利、月经不调、带下、阴挺、遗精、阳痿、腰痛。

【手法】此处穴位推拿操作常用的手法以擦法为主。针刺时:罗才贵教授常用 3 寸长针进行针刺治疗。可灸。

【注意事项】推拿操作时,用擦法使局部发热并向小腹放散为最佳。针刺时,用押手的拇指触摸定位,定好位后,刺手持针 45°进针,边进针边找感觉,当出现明显的针刺到骨头上的抵触感,退出稍许后,稍调角度继续进针,当进针明显出现进入缝隙的感觉,并且患者有特别强烈的酸胀感,此时效果最佳。

(二十三)次髎

【归属】足太阳膀胱经。

【定位】位于髂后上棘与后正中线之间,适对第 2 骶后孔。

【解剖】在臀大肌起始部;当骶外侧动、静脉后支处;布有第 2 骶神经后支。

【主治】现代常用于治疗腰骶神经痛、腰骶关节炎、子宫内膜炎、盆腔炎、性功能障碍、泌尿系感染等病证。

【手法】此处穴位推拿操作常用的手法以擦法为主。可灸。

【注意事项】同上髎穴。

（二十四）中髎

【归属】足太阳膀胱经。

【定位】位于次髎下内方，适对第3骶后孔。

【解剖】在臀大肌起始部；当骶外侧动、静脉后支处；布有第3骶神经后支。

【主治】便秘、腹泻；小便不利；月经不调、带下；腰骶痛。

【手法】此处穴位推拿操作常用的手法以擦法为主。可灸。

【注意事项】同上髎穴。

（二十五）下髎

【归属】足太阳膀胱经。

【定位】位于中髎穴下内方，适对第4骶后孔。

【解剖】在臀大肌起始部；有臀下动、静脉分支；布有第4骶神经后支。

【主治】腹痛、便秘；小便不利；带下；腰骶痛。

【手法】此处穴位推拿操作常用的手法以擦法为主。可灸。

【注意事项】同上髎穴。

（二十六）长强穴

【归属】督脉。

【定位】在尾骨尖端下，尾骨尖端与肛门连线的中点处。

【解剖】有肛门动、静脉分支。分布着尾神经后支及肛门神经。

【主治】遗精，阳痿等与肾精相关的病症，肾为作强之官，长强之名也可能与此有关。治疗便血、痔疮、脱肛、泄泻、便秘、腰脊痛、小儿惊风、尾骶骨痛、痫症等疾病。现多用于癔症,腰神经痛等。

【手法】此穴位常用单指揉法。可灸。

【注意事项】该穴位进针注意进针角度,针尖向尾骶骨方向进针。

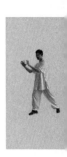

（二十七）腰俞

【归属】督脉。

【定位】在骶部,当后正中线上,适对骶管裂孔。

【解剖】在骶后韧带、腰背筋膜中;有骶中动、静脉后支,棘突间静脉丛;布有尾神经分支。

【主治】腰脊强痛、腹泻、便秘、痔疾、癫痫、月经不调、下肢痿痹、下肢麻木。

【手法】此穴位常用单指揉法。可灸。

【注意事项】该穴位正对骶管裂孔,注意操作过程要无菌操作。

（二十八）悬枢

【归属】督脉。

【定位】第一腰椎棘突下方。

【解剖】腰背筋膜、棘上韧带及棘间韧带中;有腰动脉后支及棘间皮下静脉丛。

【主治】腰脊强痛、完谷不化、泄泻、消化不良。

【手法】此穴位常用单指揉法。向下推法,理筋效果较好。可灸。

【注意事项】推拿操作时,一定注意向下单方向推,力度适中,不宜过大。针刺操作时,斜刺进针。

（二十九）脊中

【归属】督脉。

【定位】该穴位于背部,当后正中线上,第十一胸椎棘突下凹陷中。

【解剖】在腰背筋膜、棘上韧带及棘间韧带中;有第十一肋间动脉后支,棘间皮下静脉丛;布有第十一胸神经后支内侧支。

【主治】腰脊强痛,黄疸,腹泻,痢疾,小儿疳积,痔疾,脱肛,便血,癫痫。

【手法】同悬枢穴。可灸。

【注意事项】在对该穴位进行推拿、针灸治疗时,让患者俯卧位,腹部垫一枕头,使胸腰椎连接处向上微凸,便于治疗。

(三十)筋缩

【归属】督脉。

【定位】在背部,当后正中线上,第九胸椎棘突下凹陷中。

【解剖】筋缩穴下为皮肤、皮下组织、棘上韧带、棘间韧带。浅层主要布有第九胸神经后支的内侧皮支和伴行的动、静脉。深层有棘突间的椎外(后)静脉丛,第九胸神经后支的分支和第九肋间后动、静脉背侧支的分支或属支。

【主治】脊背强急、腰背疼痛、胃痛、癫痫、抽搐、腰背神经痛。

【手法】同悬枢穴。可灸。

【注意事项】同悬枢穴。

第五节 上肢部腧穴

(一)手三里

【归属】手阳明大肠经。

【定位】在前臂背面桡侧,当阳溪与曲池连线上,肘横纹下2寸。

【解剖】在桡侧短腕伸肌肌腹与拇长展肌之间;有桡返动脉的分支;布有前臂背侧皮神经与桡神经深支。

【主治】手臂无力、上肢不遂,腰痛,腹痛,腹泻,齿痛,颊肿,咽喉痛等。

【手法】手三里穴点按方法:顺逆时针方向按揉100次有泻火,功邪的作用,起到泻火,镇痛的效果。逆时针方向按揉100次则是调补气血,有补益之功,起到调养,止痛的效果。

【注意事项】直刺0.8~1.5寸,注意桡神经及骨间后神经。

(二)曲池

【归属】手阳明大肠经,合穴。

【定位】在肘横纹外侧端,屈肘,当尺泽与肱骨外上髁连线中点。

【解剖】当桡侧腕长伸肌起始部,肱桡肌的桡侧;有桡返动脉的分支;布有前臂背侧皮神经,内侧深层为桡神经本干。

【主治】手臂痹痛、上肢不遂,热病,高血压,癫狂;腹痛、吐泻、咽喉肿痛、齿痛、目赤肿痛,瘾疹、湿疹、瘰疬等病症。

【手法】用右手食指按压在左手曲池上,拇指托住少海穴,拇食指同时用力捏捻50下;换左手捏拿右肘曲池50下。

【注意事项】直刺1~1.5寸,孕妇禁用。

(三)小海

【归属】手太阳小肠经,合穴。

【定位】在肘内侧,当尺骨鹰嘴与肱骨内上髁之间凹陷处。

【解剖】浅层有前臂内侧皮神经尺侧支,臂内侧皮神经,贵有静脉属支。深层,在尺神经沟内有尺神经,尺神经的后外侧有尺侧上副动、静脉与尺动、静脉的尺侧返动、静脉后支吻合成的动、静脉网。

【主治】肘臂疼痛、麻木;癫痫等。

【手法】用大拇指指尖掐按小海穴 100～200 次,治疗前臂疼痛、麻木。

【注意事项】直刺 0.3～0.5 寸,注意尺神经,动、静脉网。

（四）合谷

【归属】手阳明大肠经,原穴。

【定位】在手背,第 1、2 掌骨间,当第 2 掌骨桡侧的中点处。

【解剖】浅层布有桡神经浅支,手背静脉网的桡侧部和第 1 掌背动、静脉的分支或属支。深层有尺神经深支的分支等结构。

【主治】面瘫、三叉神经痛、面肌痉挛、腮腺炎、头痛、目赤肿痛、眩晕、高血压、扁桃体炎、皮肤瘙痒、滞产等。

【手法】按摩或搓揉合谷,也可用指尖、笔芯刺激,以有酸胀感为佳。

【注意事项】直刺 0.5～1 寸,孕妇禁针。

（五）后溪

【归属】手太阳小肠经,输穴,八脉交会穴,通督脉。

【定位】在手掌尺侧,微握拳,当小指本节(第 5 掌指关节)后的远侧横纹头赤白肉际处。

【解剖】在小指尺侧,第 5 掌骨小头后方,当小指展肌起点外缘;有指背动、静脉,手背静脉网;布有尺神经手背支。

【主治】头项强痛、腰背痛、手指及肘臂挛痛等痛症;耳聋,目赤,癫狂痫,疟疾。

【手法】用拇指指腹按揉后溪穴穴位,注意按压时力度要适中,每次按摩 5 分钟,每天按摩 2 次。

【注意事项】直刺 0.3~0.5 寸。

（六）阳溪

【归属】手阳明大肠经,经穴。

【定位】在腕背横纹桡侧,手拇指向上翘起时,当拇短伸肌腱与拇长伸肌腱之间凹陷中。

【解剖】当拇短、长伸肌腱之间;有头静脉、桡动脉的腕背支;布有桡神经浅支。

【主治】头痛、咽喉肿痛、齿痛、耳鸣、耳聋、目齿肿痛;热病心烦、癫狂;腕臂酸痛。

【手法】用大拇指按揉阳溪穴 100~200 次,每天坚持,能够治疗咽部及口腔疾病。（以手指指腹或指节向下按压,并作圈状按摩。）一幕指指腹按压阳溪穴半分钟以上,可以迅速缓解头痛。经常用拇指指尖垂直掐按阳溪穴,每次 1~3 分钟,可以有效地防治脑中风和高烧不退等症状。

【注意事项】直刺 0.3~0.5 寸,注意桡神经及桡动脉。

（七）大陵

【归属】手厥阴心包经,原穴。

【定位】在腕掌横纹的中点处,当掌长肌腱与桡侧腕屈肌腱之间。

【解剖】布有正中神经掌支,深层为正中神经本干;及腕掌侧动、静脉网。

【主治】心痛,惊悸,胃痛,呕逆,吐血,胸胁痛,癫狂,痫症,腕关节痛等。

【手法】用拇指指腹按压大陵穴,力度稍微重些,每次5分钟,每日2次。

【注意事项】直刺0.3~0.5寸。

（八）阳谷

【归属】手太阳小肠经,经穴。

【定位】在手腕尺侧,当尺骨茎突与三角骨之间的凹陷处,当尺侧腕伸肌腱的尺侧缘。

腕背侧动脉;布有尺神经手背支。

【解剖】皮肤由尺神经手背支和前臂内侧皮神经分布。在手掌筋膜深面,尺神经的深支和尺动脉的掌深支行于小鱼际肌浅面,支配并营养该肌群,动脉还组成掌深弓。

【主治】痛证,头面五官病证,热病,癫狂痫。配曲池、外关主治腕痛,配百会、涌泉主治癫痫。

【手法】用拇指指腹按揉此穴,注意按压时力度适中,每次按摩5分钟,每天按摩2次。

【注意事项】直刺0.3~0.5寸。

（九）太渊

【归属】手太阴肺经,输穴,原穴,脉会穴。

【定位】在腕掌侧横纹桡侧,桡动脉搏动处。

【解剖】位于腕前区,桡骨茎突与舟状骨之间,拇长展肌腱尺侧凹陷中,桡侧腕区肌腱的外侧,拇长展肌腱内侧;有桡动、静脉;布有前臂外侧皮神经和桡神经浅支混合支。

【主治】咳嗽、气喘等肺系疾患,无脉症,腕臂痛。

【手法】用大拇指按压太渊穴片刻,然后松开,反复5~10次,可改善手掌冷痛麻木（用拇指及甲尖掐按太渊穴,每次左右各按

1~3分钟)

【注意事项】避开桡动脉,直刺0.3~0.5寸。

（十）鱼际

【归属】手太阴肺经,荥穴。

【定位】在手拇指本节(第1掌指关节)后凹陷处,约当第1掌骨中点桡侧赤白肉际处。

【解剖】有拇短展肌和拇指对掌肌;血管当拇指静脉回流支;布有前臂外侧皮神经和桡神经浅支混合支。

【主治】肺系热性病证,掌中热,小儿疳积。

【手法】用大拇指指尖用力掐揉鱼际穴,可缓解治疗咳嗽、咽痛、身热。

【注意事项】直刺0.3~0.5寸,局部胀痛;或用三棱针点刺出血或挑治。治疗急性咽喉炎不能用灸法,红肿疼痛的不能用灸法。用指压法,顺着经脉上下左右的移动,而且作用力的重点往上。皮肤针叩刺法,敲打鱼际穴,要求敲出血来。

（十一）内关

【归属】手厥阴心包经,络穴,八脉交会穴。

【定位】前臂掌侧,当曲泽与大陵连线上,腕横纹上2寸,掌长肌腱与桡侧腕屈肌腱之间,深部为旋前方肌。

【解剖】有前臂正中静脉、正中动脉和骨间前动、静脉分布;布有前臂内、外侧皮神经,深层有正中神经干及骨间前神经分布。

【主治】心痛、心悸、胸闷、胸痛等心胸病证;胃痛、呕吐、呃逆等胃疾;失眠、癫痫等神志病证;上肢痹痛、偏瘫、手指麻木等局部病证。

【手法】用拇指按揉内关穴,以感觉酸胀为度。还可以用三指拿捏法拿捏内关穴处的表皮。

【注意事项】直刺 0.5～1 寸。

（十二）外关

【归属】手少阳三焦经,络穴,八脉交会穴,通阳维脉。

【定位】前臂背侧,当阳池与肘尖的连线上,腕背横纹上 2 寸,尺骨与桡骨之间。

【解剖】深部有小指伸肌、指伸肌、拇长伸肌和食指伸肌;布有头静脉和贵要静脉的属支,骨间后动、静脉;有前臂后皮神经和骨间后神经分布。

【主治】头面五官疾患,热病,瘰疬,胁肋痛,上肢痿痹不遂等。

【手法】用大拇指指尖掐按外关穴 100～200 次,可治疗头痛、耳鸣、便秘。偏头痛发作时,用大拇指揉外关穴、太阳穴,每穴各揉 3 分钟。

【注意事项】直刺 0.5～1 寸。

（十三）曲泽

【归属】手厥阴心包经,合穴。

【定位】在肘横纹中,当肱二头肌腱的尺侧缘。

【解剖】在肱二头肌腱的尺侧,深层有旋前圆肌、肱肌;布有正中静脉、贵要静脉、肱动静脉、尺侧返动静脉的掌侧支与尺侧下副动静脉前支构成的静脉网;布有前臂内侧皮神经和正中神经的本干。

【主治】心痛、心悸等心脏病症,胃痛、呕吐、泄泻等急性胃肠病,肘臂挛痛,热病。

【手法】用拇指指腹按压曲泽穴,其余四指握在手臂上,注意按压时力度要适中,每次 5 分钟,每日 2 次。

【注意事项】直刺 0.8 ~ 1 寸。

（十四）支正

【归属】手太阳小肠经,络穴。

【定位】在前臂背面尺侧,当阳谷与小海的连线上,腕背横纹横纹上 5 寸。

【解剖】在尺骨背面,尺侧腕伸肌的尺侧缘;布有骨间背侧动、静脉;布有前臂内侧皮神经分支。

【主治】头痛,项强,肘臂酸,热病,癫狂,疣症。

【手法】用拇指指腹按揉此穴,注意按压时力度要适中,每次按摩 5 分钟,每天按摩 2 次。

【注意事项】直刺或斜刺 0.5 ~ 0.8 寸。

（十五）臂臑

【归属】手阳明大肠经。

【定位】在臂外侧、三角肌止点处,当曲池与肩髃连线上,曲池上 7 寸。

【解剖】布有臂背侧皮神经、桡神经及旋肱动、静脉的分支和肱深动、静脉。

【主治】肩臂疼痛、颈项强急、瘿气、瘰疬及肩关节周围炎、急性结膜炎等。

【手法】食指中指共同作圈状按压此穴位,感到酸痛的力度即可。

【注意事项】直刺或向上斜刺 0.5 ~ 1 寸。

（十六）肩髃

【归属】手阳明大肠经。

【定位】在肩部、三角肌上、臂外展;或向前平伸时,当肩峰前下方凹陷处。

【解剖】在三角肌上部中央；有旋肱后动、静脉；布有锁骨上神经、腋神经。

【主治】肩臂挛痛、上肢不遂,瘾疹等病症。

【手法】用大拇指按揉肩髃穴 100～200 下,每天坚持可防治肩臂疼痛。

【注意事项】直刺或斜刺 0.5～1 寸。

（十七）肘髎

【归属】手阳明大肠经。

【定位】在臂外侧,屈肘,曲池上方 1 寸,当肱骨边缘处。

【解剖】在肱骨外上髁上缘肱桡肌起始部,肱三头肌外缘；有桡侧副动脉；布有前臂背侧皮神经及桡神经。

【主治】肘臂痛,麻木,上肢瘫痪,嗜卧等。

【手法】按揉同时活动前臂与肘关节,可逐渐缓解肘部疼痛。

【注意事项】直刺 0.5～0.8 寸。

（十八）肩贞

【归属】手太阳小肠经。

【定位】在肩关节后下方,臂内收时,腋后纹头上 1 寸。

【解剖】在肩关节后下方,肩胛骨外侧缘,三角肌后缘,下层是大圆肌；有旋肩胛动、静脉；布有腋神经分支,最深部上方为桡神经。

【主治】肘臂疼痛,上肢不遂,瘰疬等。

【手法】用手按揉的时候,用两只手的中指对应起来旋揉。用大拇指指尖掐按肩贞穴 100～200 次,每天坚持,能够缓解治疗肩周炎。

【注意事项】直刺 1~1.5 寸。不宜向胸部深刺。

（十九）肩髎

【归属】手少阳三焦经。

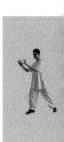

【定位】在肩部，肩髃后方，当臂外展时，于肩峰后下方呈现凹陷处。

【解剖】本穴下为皮肤、皮下组织、三角肌（后部）、小圆肌、大圆肌、背间肌。布有腋神经肌支和旋肱后动脉肌支。

【主治】肩臂痛，上肢麻痹或瘫痪，及肩关节周围炎等。

【手法】用拇指、食指和中指拿捏肩髎穴 3~5 分钟，每天早晚各一次，可缓解臂痛不能举、胁肋疼痛等症状。

【注意事项】直刺 0.7~1 寸。

（二十）劳宫

【归属】手厥阴心包经，荥穴。

【定位】位于手掌心，当第 2、3 掌骨之间偏于第 3 掌骨，握拳屈指时中指尖处。

【解剖】在第 2、3 掌骨之间，下有掌腱膜，指浅深屈肌腱，深部为第 1 掌间骨间肌和第 2 骨间背侧肌；布有手掌侧静脉网、指掌侧总动脉、指掌侧固有动脉；布有正中神经掌支、指掌侧固有神经、尺神经的掌深支、掌浅弓及其分布。

【主治】现代常用于治疗昏迷、中暑、癔症、口腔炎等。

【手法】采用按压、揉擦等方法，左右手交叉进行，每穴各操作 10 分钟，每天 2~3 次。

【注意事项】直刺 0.3~0.5 寸。

（二十一）神门

【归属】手少阴心经，输穴，原穴。

【定位】位于腕部,腕掌侧横纹尺侧端,尺侧腕屈肌腱的桡侧凹陷处。

【解剖】在尺侧腕屈肌与指浅屈肌之间,深层为指深屈肌;有尺动脉通过;布有前臂内侧皮神经,尺侧为尺神经。

【主治】心病,心烦,惊悸,怔忡,健忘,失眠,癫痫,胸胁痛等疾病。

【手法】按摩神门穴可掐、揉、刺激,以有轻微酸胀感为宜,此手法最适合在晚间睡前操作。

【注意事项】直刺0.3~0.5寸。

第六节　下肢部腧穴

(一) 环跳

【归属】足少阳胆经,且为足少阳、太阳经交会穴。

【定位】侧卧屈股,在股骨大转子最高点与骶骨裂孔的连线上,当外1/3与中1/3的交点处。简便取穴法:微屈掌,小指掌关节按在股骨大转子顶端,下按,当拇指尖到达处是穴。

【解剖】皮肤→皮下组织→臀大肌→坐骨神经→股方肌。浅层布有臀上皮神经,深层有坐骨神经,臀下神经,股后皮神经和臀下动、静脉等。

【主治】半身不遂、瘫痪、下肢痿痹、腰脊痛、腰胯疼痛、挫闪腰疼、膝踝肿痛不能转侧等。

【手法】双手拇指并指或用肘关节点按,以局部酸胀并有放电感向下肢放散为佳。

【注意事项】以患者耐受为度。

（二）承扶

【归属】足太阳膀胱经。

【定位】臀部横纹线的中央下方。

【解剖】在臀大肌下缘；有坐骨神经伴行的动、静脉；布有股后皮神经，深层为坐骨神经。

【主治】腰骶臀股部疼痛、痔疾。

【手法】双手拇指并指或用肘关节点按，以局部酸胀并有放电感向下肢放散为佳。

【注意事项】以患者耐受为度。

（三）殷门

【归属】足太阳膀胱经

【定位】俯卧位，当承扶与委中的连线上，承扶下 6 寸处取穴。

【解剖】在半肌腱与股二头肌之间，深层为大收肌；有股深动、静脉穿支；布有股后皮神经，深层正当坐骨神经。

【主治】腰痛、下肢痿痹。现代常用于治疗坐骨神经痛、腰肌劳损、急性腰扭伤、股部炎症等。

【手法】配肾俞、后溪主治腰痛；配风市、足三里主治下肢痿痹。手法以弹拨、点按手法为主，以下肢有放射感为佳。

【注意事项】以患者耐受为度。

（四）风市

【归属】足少阳胆经。

【定位】在大腿外侧部的中线上，当腘横纹水平线上 7 寸。简便取穴法：直立，手下垂于体侧，中指尖所到处即是。

【解剖】在阔筋膜下，股外侧肌中；有旋股外侧动、静脉肌支；布

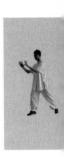

有股外侧皮神经,股神经肌支。

【主治】常用于半身不遂、下肢痿痹、股外侧皮神经痛、腰病及脚气的治疗。

【手法】手法以弹拨手法为主。

【注意事项】以患者耐受为度。

(五)髀关

【归属】足阳明胃经。

【定位】在股前区,股直肌近端、缝匠肌与阔筋膜张肌3条肌肉之间凹陷中。

【解剖】在缝匠肌和阔筋膜张肌之间。浅层布有股外侧皮神经。深层有旋股外侧动、静脉的升支,股神经的肌支。

【主治】下肢痿痹、腰膝冷痛、缝匠肌损伤等腰及下肢病症。

【手法】以点按或点揉为主。

【注意事项】以患者耐受为度。

(六)伏兔

【归属】足阳明胃经。

【定位】在股前区,髌底上6寸,髂前上棘与髌底外侧端的连线上。

【解剖】浅层布有股外侧静脉,股神经前皮支及股外侧皮神经。深层有旋股外侧动、静脉的降支,股神经的肌支。

【主治】下肢麻痹、瘫痪、腿足痛等。

【手法】以拿法、点揉为主。

【注意事项】以患者耐受为度。

(七)浮郄

【归属】足太阳膀胱经。

【定位】在腘横纹外侧端,委阳上 1 寸,股二头肌腱内侧。

【解剖】皮肤→皮下组织→股二头肌腱内侧→腓肠肌外侧头。浅层布有股后皮神经。深层有腓总神经,腓肠外侧皮神经和膝上外动、静脉。

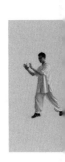

【主治】膝腘痛麻挛急、股二头肌及腓肠肌损伤等。

【手法】手法以弹拨、点按手法为主。

【注意事项】以患者耐受为度。

（八）梁丘

【归属】足阳明胃经郄穴。

【定位】在股前区,髌底上 2 寸,髂前上棘与髌底外侧端的连线上。

【解剖】浅层布有股神经的前皮支和股外侧皮神经。深层有旋股外侧动、静脉的降支和股神经的肌支。

【主治】现代常用于治疗胃痉挛、乳腺炎、膝关节病变等。配犊鼻、阳陵泉、膝阳关主治膝关节痛。

【手法】双手拇指并指或用肘关节点按,以局部酸胀并有放电感向下肢放散为佳。

【注意事项】以患者耐受为度。

（九）血海

【归属】足太阴脾经。

【定位】在股前区,髌底内侧端上 2 寸,股内侧肌隆起处。

【解剖】在股骨内上髁上缘,股内侧肌中间;有股动、静脉肌支;布有股前皮神经及股神经肌支。

【主治】膝股内侧痛、膝痹等。

【手法】以按揉和弹拨为主。

【注意事项】以患者耐受为度。

（十）鹤顶

【归属】经外奇穴。

【定位】先确定髌底，即膝盖中髌骨的上缘，在其中点上方凹陷处取穴。

【解剖】浅层有隐神经分支和股神经前皮支分布；深层有股神经关节支和膝关节动脉网分布。

【主治】①膝痛、腿痛、鹤膝风、膝关节酸痛、腿足无力、下肢痿软、瘫痪；②各种膝关节病、脑血管病后遗症。

【手法】针刺为主可向膝中斜刺0.5~1寸，或透刺对侧膝眼。推拿手法以点揉为主。

【注意事项】手法不宜过重。

（十一）犊鼻

【归属】足阳明胃经

【定位】屈膝，在膝部，髌骨与髌韧带外侧凹陷中。

【解剖】在髌韧带外缘；有膝关穴节动、静脉网；布有腓肠外侧皮神经及腓总神经关节支。

【主治】风湿、类风湿性关节炎、膝骨性关节炎、外伤等各种膝关节痛患者，犊鼻穴为常用腧穴。膝部神经痛或麻木，下肢瘫痪，常为辅助用穴。

【手法】针刺手法时，屈膝，向后内斜刺1~1.5寸。推拿手法以弹拨、按揉为主。

【注意事项】针刺不宜过深，注意针尖方向，以防刺伤滑膜，加重病情。

（十二）内膝眼

【归属】经外奇穴。

【定位】屈膝，在髌韧带内侧凹陷处。

【解剖】穴下为皮肤、皮下筋膜、小腿深筋膜、髌内、外侧支持带、膝脂体、膝关节囊。皮肤由隐神经的髌下支分布。

【主治】膝关节酸痛、鹤膝风、腿痛及其周围软组织炎。

【手法】针刺手法时，屈膝，向后内斜刺 1 ~ 1.5 寸，也可透刺犊鼻穴。推拿手法以弹拨、按揉为主。

【注意事项】针刺不宜过深，注意针尖方向，以防刺伤滑膜，加重病情。

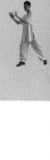

（十三）委中

【归属】足太阳膀胱经合穴。

【定位】腘横纹中点，当股二头肌腱与半腱肌肌腱的中间。

【解剖】在腘窝正中，有腘筋膜，在腓肠肌内、外头之间；布有腘动、静脉；有股后皮神经、胫神经分布。

【主治】腰背痛、下肢痿痹等腰及下肢病证。

【手法】拇指弹拨为主，以局部酸胀并有放电感向下肢放散为佳。

【注意事项】以患者耐受为度。

（十四）委下

【归属】经外奇穴，别名腓肠。

【定位】小腿屈侧，委中穴下 4 寸外开 1.5 寸处。有说位于委中穴下 3.5 寸外开 1.5 寸处。左右计 2 穴。

【解剖】在腓肠肌内、外头之间。

【主治】小儿麻痹后遗症、膝关节过伸后弓、腓肠肌萎缩等。

【手法】双手拇指并指或用肘关节点按,以局部酸胀并有放电感向下肢放散为佳。

【注意事项】以患者耐受为度。

（十五）阳陵泉

【归属】足少阳胆经之合穴,胆之下合穴,八会穴之筋会。

【定位】在小腿外侧,当腓骨头前下方凹陷处。

【解剖】膝下外侧动、静脉。当腓总神经分为腓浅及腓深神经处。

【主治】半身不遂、下肢痿痹、麻木、膝膑肿痛。现多用于坐骨神经痛、膝关节炎等。

【手法】针刺此穴配合肩关节活动可用于治疗肩周炎。推拿手法以弹拨为主,以局部酸胀并有放电感向下肢放散为佳。

【注意事项】以患者耐受为度。

（十六）阴陵泉

【归属】足太阴脾经合穴。

【定位】在小腿内侧,胫骨内侧下缘与胫骨内侧缘之间的凹陷中。

【解剖】在胫骨后缘与腓肠肌之间,比目鱼肌起点上;前方有大隐静脉、膝最上动脉,最深层有胫后动、静脉;布有小腿内侧皮神经本干,最深层有胫神经。

【主治】膝痛。

【手法】阴陵泉透阳陵泉治膝痛,推拿手法以弹拨为主。

【注意事项】以患者耐受为度。

（十七）足三里

【归属】足阳明胃经合穴,胃之下合穴。

峨眉伤科疗法流派
——罗氏手法精粹

【定位】在小腿外侧,犊鼻下3寸,犊鼻与解溪连线上。简便取穴:胫骨粗隆外一横指。

【解剖】浅层布有腓肠外侧皮神经。深层有胫前动、静脉的分支或属支。

【主治】膝痛、下肢痿痹。

【手法】以点按为主,以局部酸胀并有放电感向下肢放散为佳。

【注意事项】以患者耐受为度。

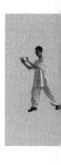

（十八）丰隆

【归属】足阳明胃经络穴

【定位】位于人体的小腿前外侧,当外踝尖上8寸,条口穴外,距胫骨前缘二横指(中指)。

【解剖】在趾长伸肌外侧和腓骨短肌之间;有胫前动脉分支;当腓浅神经处。

【主治】眩晕、下肢痿痹辨证属痰湿者。

【手法】拇指点按,以局部酸胀并有放电感向下肢放散为佳。

【注意事项】以患者耐受为度。

（十九）上巨虚

【归属】足阳明胃经,为大肠之下合穴

【定位】在小腿前外侧,当犊鼻下6寸,距胫骨前缘一横指(中指)。正坐位或仰卧位,根据骨度分寸法,膝中至外踝尖为16寸,折量出犊鼻下6寸所在,再以中指同身寸即可定位距胫骨前缘一横指上巨虚所在。

【解剖】在胫骨前肌中,有胫前动、静脉;布有腓肠外侧皮神经及隐神经的皮支,深层为腓深神经。

【主治】下肢痿痹、膝痛。

189

【手法】以弹拨为主。

【注意事项】以患者耐受为度。

(二十) 下巨虚

【归属】足阳明胃经,为小肠之上合穴。

【定位】在小腿前外侧,当犊鼻下9寸,距胫骨前缘一横指(中指)。正坐屈膝位,在犊鼻下9寸,条口下约1横指,距胫骨前嵴约1横指处。当犊鼻与解溪穴的连线上取穴。

【解剖】在胫骨前肌与趾长伸肌之间,深层为胫长伸肌;有胫前动、静脉;布有腓浅神经分支,深层为腓深神经。

【主治】下肢痿痹、配阳陵泉、解溪主治下肢麻木。

【手法】以弹拨、点按为主。

【注意事项】以患者耐受为度。

(二十一) 承山

【归属】足太阳膀胱经。

【定位】在小腿后面正中,委中穴与昆仑穴之间,当伸直小腿和足跟上提时腓肠肌肌腹下出现凹陷处。

【解剖】在腓肠肌两肌腹交界下端;有小隐静脉和胫后动、静脉分布;布有腓肠内侧皮神经,深层为胫神经。

【主治】小腿聚集、疼痛;现代常用于治疗坐骨神经痛、腓肠肌痉挛,配环跳、阳陵泉主治下肢痿痹。

【手法】以拇指点按为主,以局部酸胀并有放电感向下肢放散为佳。

【注意事项】以患者耐受为度。

(二十二) 蠡沟

【归属】足厥阴肝经络穴。

【定位】内踝高点上5寸,胫骨内侧面的中央。

【解剖】穴下为皮肤、皮下组织、小腿三头肌(比目鱼肌)。皮肤由隐神经分布。皮下组织疏松,内行有浅静脉、皮神经和浅淋巴管。当针刺由皮肤、皮下筋膜穿小腿深筋膜后,可直抵无肌肉保护的胫骨骨膜。或经胫骨内侧,直抵骨后小腿三头肌中的比目鱼肌。该肌由胫神经支配。

【主治】胫部酸痛,腰背部及膝关节急慢性损伤。

【手法】治疗膝关节疾病针刺时可沿胫骨后缘向上斜刺1.0~1.5寸,酸胀感可放散至膝。推拿手法以点按为主,以局部酸胀并有放电感向下肢放散为佳。

【注意事项】以患者耐受为度。

(二十三)三阴交

【归属】足太阴脾经,为足三阴经(肝、脾、肾)的交会穴

【定位】在小腿内侧,内踝尖上3寸,胫骨内侧缘后际。

【解剖】在胫骨后缘和比目鱼肌之间,深层有屈趾长肌;有大隐静脉,胫后动、静脉;有小腿内侧皮神经,深层后方有胫神经。

【主治】下肢痿痹;阴虚诸证。

【手法】拇指点按,以局部酸胀并向下肢放散为佳。

【注意事项】孕妇禁用。

(二十四)太溪

【归属】足少阴肾经原穴。

【定位】位于足内侧,内踝后方,当内踝尖与跟腱之间的凹陷处。

【解剖】有胫后动、静脉;布有小腿内侧皮神经,当胫神经之经过处。

【主治】下肢厥冷,内踝肿痛,下肢瘫痪,足跟痛,腰肌劳损。

【手法】拇指点按、弹拨法为主,以局部酸胀并向四周放散为佳。

【注意事项】以患者耐受为度。

(二十五)悬钟

【归属】足少阳胆经,八会穴之髓会。

【定位】小腿外侧部,外踝尖上三寸,腓骨前缘凹陷处。或定于腓骨后缘与腓骨长、短肌之间凹陷处。

【解剖】在腓骨短肌与趾长伸肌分歧部;浅层布有腓肠外侧皮神经。深层有腓深神经的分支。如穿透小腿骨间膜可刺中腓动、静脉。

【主治】现代常用于治疗坐骨神经痛、脑血管病、颈椎病等。配天柱、后溪主治颈项强痛;配风池主治眩晕、耳鸣。

【手法】拇指点按、弹拨法为主,以局部酸胀并向四周放散为佳。

【注意事项】以患者耐受为度。

(二十六)昆仑

【归属】足太阳膀胱经之经穴。

【定位】在外踝后方,外踝尖与跟腱之间的凹陷处。

【解剖】有腓骨短肌;布有小隐静脉及外踝后动、静脉;有腓肠神经经过。

【主治】后头痛、项痛、腰骶疼痛、足踝肿痛;现代常用于治疗坐骨神经痛、踝关节炎、神经性头痛等。

【手法】拇指点按、弹拨法为主,以局部酸胀并向四周放散为佳。

【注意事项】孕妇禁用,经期慎用。

（二十七）申脉

【归属】足太阳膀胱经,八脉交会穴。

【定位】外踝直下方凹陷中。

【解剖】在腓骨长短肌腱上缘;有外踝动脉网及小隐静脉;布有腓肠肌神经的足背外侧皮神经分支。

【主治】头痛、眩晕;腰腿酸痛。现代常用于治疗踝关节扭伤、内耳眩晕。

【手法】拇指点按,以局部酸胀并向四周放散为佳。

【注意事项】以患者耐受为度。

（二十八）解溪

【归属】足阳明胃经经穴。

【定位】足背踝关节横纹中央凹陷处,当拇长伸肌腱与趾长伸肌腱之间。

【解剖】在拇长伸肌腱与趾长伸肌腱之间;有胫前动、静脉;浅部当腓浅神经,深层当腓深神经。

【主治】①下肢痿痹、踝关节病、垂足等下肢、踝关节疾患。②头痛、眩晕。

现代常用于治疗足下垂、神经性头痛、踝关节及其周围软组织疾患等。

【手法】拇指点按、弹拨,以局部酸胀并向四周放散为佳。

【注意事项】以患者耐受为度。

（二十九）足临泣

【归属】足少阳胆经,八脉交会穴。

【定位】位于足背外侧,当足4趾本节(第4趾关节)的后方,小

趾伸肌腱的外侧凹陷处。取穴时,可采用仰卧的姿势,足临泣穴位于足背外侧,第四趾、小趾跖骨夹缝中。

【解剖】有足背静脉网,第四趾背侧动、静脉;布有足背中间皮神经。

【主治】头痛、中风偏瘫、痹痛不仁、足跗肿痛。胆经头痛、腰痛、肌肉痉挛等。

【手法】以点揉为主。

【注意事项】以患者耐受为度。

（三十）涌泉

【归属】足少阴肾经井穴。

【定位】在足底部,蜷足时足前部凹陷处,约当足底第2、3跖趾缝纹头端与足跟连线的前1/3与后2/3交点上。

【解剖】下为跖腱膜、趾短屈肌腱和第2蚓状肌,深层为骨间肌;布有足底动脉弓;有足底外、内侧神经和第2趾足底总神经分布。

【主治】足跟痛、腰痛、跖筋膜炎。

【手法】以点按及推揉为主。

【注意事项】以患者耐受为度。

第五章
罗氏练功方法

推拿练功是推拿科医生的必修课之一。练功的目的,一方面是为了提高医者的身体素质,保持身体健康,防病养生,以利于正常的工作和生活;另一方面是为了加强医者的指力、臂力、腰力、腿力,甚而使全身的整体劲达到一定的功力,这样更加有助于推拿的操作,使推拿手法达到"有力、均匀、柔和、持久、深透"的要求。很多推拿流派都很重视功法训练,很多推拿名家之所以医道精深、手法高明,除了长期从事临床,积累了丰富的临证经验外,也与他们长期坚持练功有密切的关系。

罗才贵教授在四十余年的临床工作中,能保持良好的身体素质和旺盛的工作精力,在运用推拿、针刺手法时也往往能达到常人所不及的效果,得益于练功的长期坚持。罗才贵教授认为,推拿手法所谓的"巧劲",关键就在于整体劲。

罗氏练功方法分以下几式,可以合练,也可以每一式单独练习。练功时穿平跟软底鞋,着宽松衣服,心情平和,一般用顺腹式呼吸,即吸气时腹部隆起,呼气时腹部收缩。避免在过饥过饱、过度劳累、情绪激动、天气异常的时候练功。

195

一、混元马步桩

（一）高桩

【姿势】身体直立，两脚分开与肩同宽，两脚尖向前，双脚方向保持平行，不要成内外八字，双手自然下垂，双眼目视前方，亦可双眼微闭，舌顶上腭，顺腹式呼吸。双手上提到胸前，相距 10 cm 左右，双手十指自然分开，指尖相对，掌心向内，如抱一个圆球（见图）。结束时，双手相叠置于腹部，男子左手在内，女子右手在内，先顺时针方向揉腹 36 圈，后逆时针方向揉腹 36 圈。

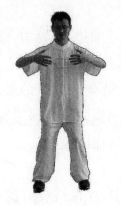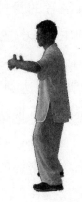

拇指揉的操作方法：拇指螺纹面吸附于施术部，余四指置于其相对或合适位置助力，腕微屈或伸直。以腕为支点，拇指主动环转运动，余指配合拇指。

【要点】双脚全脚踏地，十趾微微用劲，意念双脚如树根深入地下。虚灵顶劲，头向上顶，百会穴上如有绳悬，下颏微微内收，含胸拔背，不要挺胸，躯干、四肢放松下沉，意念全身各关节放松，沉肩、坠肘、松腰、开胯，使背、肩、臂、手构成一个圆球状。意念双手微微用劲，劲过小则所抱之球会掉落，劲过大则将球挤破。每次站桩时间以半小时以上为佳。

（二）低桩

【姿势】低桩也就是马步桩。两腿平行开立,两脚间距离三个脚掌的长度,两脚尖向前,双脚方向保持平行,双膝关节屈曲下蹲,使小腿与大腿成90度,大腿与躯干成90度。双手同高桩,可环抱胸前,如抱球状(见图)。结束时,双手相叠置于腹部,男子左手在内,女子右手在内,先顺时针方向揉腹36圈,后逆时针方向揉腹36圈。

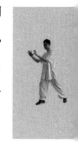

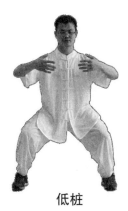

低桩

【要点】双脚十趾抓地,意念双脚如树根深入地下。马步桩又称"四平马步",四平即头平、肩平、膝平、脚平。头平指头顶平正、颈项顺直,肩平指两肩放平、不耸歪斜,膝平指两膝齐平,脚平指两脚掌齐平。注意双膝关节垂直于地表的投影不超过脚尖,不可翘臀、腆胸。站桩时保持顺腹式呼吸,呼吸尽量细、匀、深、长,气沉丹田。初练时每次只能站1~2分钟,如持之以恒,循序渐进,可将每次站桩时间延长至10分钟以上。

二、指力训练法

（一）双手擒龙

【动作】两脚分开站立,与肩同宽,马步蹲桩,含胸拔背,气沉丹田。两手置于腰间，然后两手握拳伸出，小指、无名指、中指、食指依次卷屈握紧，拇指末节压在食指和中指的第二节指骨上，前臂旋后，拳面朝上，肘关节微屈。每次练功时间为 5～10 分钟。

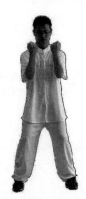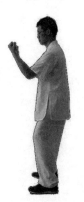

双手擒龙

（二）十指伏虎

【动作】两脚分开站立，与肩同宽。身体向右转侧，右脚向右前方跨出一步，成右弓步。两手从腰间同时伸出，肘关节微屈 15 度左右，五指自然分开，拇指向外，十指上挑，虎口撑圆，其余三指微屈向上，掌心内含，呈球面状，五指相向用力，双脚十趾抓地。每次练功时间为 10～15 分钟。右式相反，动作同上。

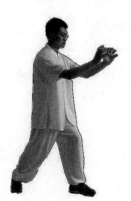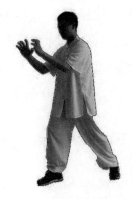

十指伏虎

峨眉伤科疗法流派
——罗氏手法精粹

（三）软打麒麟

【动作】两脚分开站立，与肩同宽，全身放松。先伸出左手，肘关节微屈，垂腕，十指放松，向左甩10次。再伸出右手，向右甩10次。

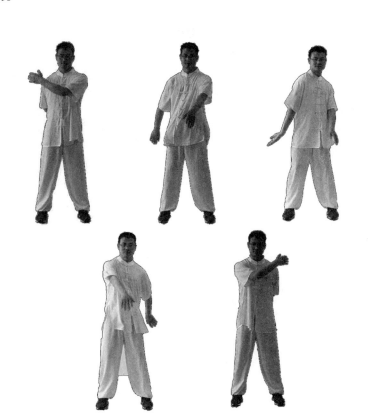

软打麒麟

（四）鲤鱼摆尾

【动作】将右手食指、中指、无名指按在沙袋或枕头上，用指端接触沙袋，摆动腕关节，以带动指间关节，作节律性的摆动，力量要均匀，左右交替练习。每次练功时间为5分钟左右。

（五）雄鹰铁爪

【动作】将拇指、食指、中指、无名指及小指指端叩打在桌子或其他物体上，往下叩打时五指散开，往上提起时五指收拢，左右交替练习。每次练习时间不限。

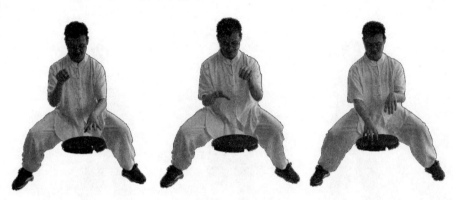

左手叩打   左手提起   右手叩打

（六）金刚插指

【动作】取一桶绿豆、大米或小麦，双手交替往绿豆或大米或小麦里插，插时五指指间关节及掌指关节要伸直，初练时插掌次数要少，逐步适应后，渐次增加插掌次数。

（七）力卷千斤

【动作】两脚平行站立，隔一拳宽。准备一擀面杖粗的木棍，中间用一细绳系一砖头。双手平举，握住木棍两端，转动木棍，细绳将砖头提起，然后又将木棍反向转动，放下砖头，如此反复练习。在转动木棍时，肩、肘关节不要活动，仅腕关节作掌屈、背伸运动。

（八）指抓华山

【动作】两脚分开站立，与肩同宽，马步蹲桩。准备一个罐子，罐口直径为8～14厘米，罐内盛装适量的砂子。以一手抓住罐口，提起然后放下,罐底不要落地,如此反复多次,两手交替练习。然后五指抓住罐口,前臂旋前、旋后,反复多次练习。随着练功时间的增加,不断增加罐中砂子的重量。

（九）山鹰夺食

【动作】马步站立,双手置于腰侧,先吸气,同时双手成立掌向前推出。当双肘伸直时,前臂外旋,双手十指用力弯曲成鹰爪形,以意引气达于指尖,此时屏住呼吸,双手用力向后拉,至双手回到腰侧,呼气,气沉丹田。重复以上动作共49次。双手前推时,双手腕关节要尽量背伸。双手十指用力后拉时,各指间关节保持一定的弯曲度,但在练习到一定程度时,练功初期,如果站马步桩不能持续,可以将重心保持一定的高度,大腿和小腿的角度可以为120～150度。

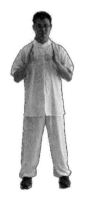

双手立掌向前推出

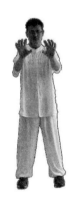

双肘伸直十指弯曲

（十）铁牛耕地

【动作】双手掌平行撑地,两手间距与肩同宽,两手臂伸直,双脚并拢伸直,以脚趾尖着地,腰尽量向后方弓挫,臀部凸起,腹部内收。双手肘关节屈曲,全身向前、向下探,随之双足后蹬助力,同时身体塌腰并继续向前、向下依次以胸、腹、胯等部位接近地面一滑

201

而过。重复以上动作,以手臂酸软无力支撑为度。至连续动作49次而不觉疲劳时,可将手掌换为手指进行练习。

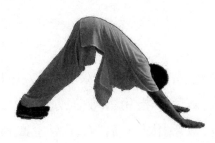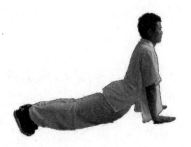

铁牛耕地